命を救う歯科医療

工藤憲生

MEDIA

はじめに

本年（2018年）、私に食道癌が発覚しました。検査の結果、癌は大きすぎて脊椎にも転移しており、ステージ4で手術は不可能だそうです。

抗がん剤治療を行ううちに、食べ物は食道を通りやすくなり、むせることも少なくなりました。しかし、副作用によって口の中いっぱいに潰瘍が生じ、痛みのため食事が全く摂れなくなりました。お粥さえも、僅かなご飯粒が口の中の潰瘍に刺さり痛いのです。たとえ軟らかくとも形のある物は食べられません。そこで、完全にご飯粒がなくなるように「裏ごし」した「重湯」に生卵を入れてよくかき混ぜ、飲み込んでみました。勿論、味付けはしません。どうやらこれなら痛みなく飲み込めそうです。

1リットル2000円もする無添加のトマトジュースや、完熟バナナをジューサーでドロドロになるまで溶かしたものも飲んでみましたが、飲もうと口に入れた瞬間、焼けるような強烈な痛みで、涙とともに吐き出しました。どうやら酸味や塩味だけが原因ではなく、浸透圧の違いが関係しているのかも知れません。結局、体重は1週間で1割減少しました。

そうこうしていると、口の中の潰瘍も徐々に癒えて来たので、恐る恐るお粥を食べてみました。今度は痛みもなく、噛んで食べられました。その時は嬉しくて、「やったー」と叫び、家の中で一人万歳をしてしまいました。

そうして感じたのは「ただ飲み込むこと」と、自分で「噛んで食べること」とは全く違うということです。まず、同じ「ごはん」を食べているにも関わらず、味が全く違います。味は舌だけで味わっているのではなく、口の中全体で味わっていること。噛めば噛むほど食べ物の味が中から滲み出してくるという実感。そして、最後に噛んで食べたものが一口ひとくち喉を通ることで、食べているという満足感が得られることです。噛んで食べられるようになると、当然のことながら食事も徐々に普通食になり、体重も見る間に回復して、適切な体重になりました。

噛んで食べられた直後に思ったのは、「歯科医療ってすごいなぁ」ということです。歯が悪くて満足に食べることができず、味気ない人生を過ごしている方々にも、「生きていて良かった」と希望を与えられる仕事こそが歯科医療だと、自らの身をもって強く再認識しました。まさに、「生きるとは食べること」を痛感した瞬間でした。

私は東京医科歯科大学大学院を修了後、医療法人仁友会 日之出歯科診療所に勤務

しました。日之出歯科診療所は、昭和37年、歯科大学のない北海道の地にも、高次医療機関となり得るような、かつ歯科医師を教育できるような診療所が必要と考えた、東京医科歯科大学出身の3名の先生方によって設立された診療所でした。

その後、私は入院施設を備えた日之出歯科真駒内診療所の開設に携わり、初代院長の任にも就かせていただきました。入院下で治療をしなければどうにもならない悲惨な状況にある方々を救いたいという思いで診療してきましたが、実際にそんな患者さんたちの奇跡とも呼べるような瞬間にも多く立ち会ってきました。

本書は、私の日之出歯科診療所での経験と、最近の経験を通して感じた「生きるとは食べること」という事実、そして歯科医療の重要性と更なる発展に向けた提言を伝えることなく死んではならないと思い、執筆した次第です。

歯科医療関係者のみならず、医療・介護関係者、より多くの一般読者にも読んでいただきたいとの願いを込めて書き上げました。「たかが歯科ではないか」との偏見を捨て、お読みいただければ幸いです。

平成30年12月吉日

工藤　憲生

命を救う歯科医療　目次

第2章　歯はかけがえのない自分の財産

第4章

第1章　食べるということ

食文化こそ人間性そのもの

近頃、メタボリックシンドローム（メタボ）という言葉が巷《ちまた》でよく使われています。「生活習慣病」などの病気になる一歩手前の身体の状態です。歯科の疾患もそのほとんどは「食」を始めとする生活習慣がその原因です。

身体全体の健康を考えても、歯科に関することでも、「食育」つまり物を食べることに関わる教育はとても大切です。この章では、食べるという行為、習慣が「えっ、そんなことに関係があるの」と思わず言ってしまうようなお話をしたいと思います。

食というのは「文化」そのものです。

どんな素材が美味しく、何をどう調理すると美味しくいただけるのか。どのような飲み物と一緒に味わうと美味しいのか。どのような器で、どのような盛り付けで、どのような雰囲気で、どんな人たちと共に食事をすることが、楽しく幸せな時間を共有できるのか。これらは他の動物にはない人間固有の「食」に関する文化です。自己の生存のために、素材を単に食べるだけの極めて動物的な「食」ではなく、美味しい素材を美味しく調理し、美味しくいただいて、幸福感を味わうこと、これこそ人間だけに許された至高の情感であり「文化」です。

心を静めてよく考えてみましょう。

自分が物を食べるという行為は生きるため、生存のためだけですか。食べることは何の喜びもない、ただの生存のためだけの行為ですか。多くの人々と喜びを共有して楽しく食べることは幸せな心地になることではありませんか。美味しくいただいたことを情報交換することは楽しくありませんか。今までにない味わいに巡り合った時の喜びと感激は、他の人と共感できるものではありませんか。故に、美味しくいただくことは、人間のみが味わえる喜び、幸せであるとは思えませんか。

人間にとって「食」の問題は生存に欠かせないことはもとより、幸福感に欠かせないことです。この食を通じて幸福感を味わえない人がいるとしたら不幸なことです。

しかし、高齢で多くの歯を失ったり、歯はあっても使い物にならない状態であったり、かみ合わせが狂っていて、よく噛めない状態であったりして、この幸福感を味わえない人が多くいるのも事実です。私たち歯科医師はこのような人々にも幸福感を味わえるようにお手伝いするのが仕事です。

食育はなぜ大切か

「食」、すなわち「食べること」のうち特に味覚に関しては、育て方次第で大きな違いができてしまいます。食育次第で幸福な人生が送れる場合と、不幸な詰まらない人生を歩む場合があり得るということになります。

今の子供たちは、きちっと煮干で出汁をとった味噌汁と化学調味料（今はうまみ調味料とも言う?）を使ったものとの差が分からないようです。コクが全く違いますが、第一、コクとは何かを知らないでしょう。小さい時から化学調味料だけでできた味噌汁まがいの物を飲まされてきたとしたら、本当の味、本当の美味しさは分からないはずです。美味しい味噌汁を飲んだ時の、なんとも言えない嬉しさや幸せ感、日本人で良かった！と思える充実感を一生知ることができません。

美味しいものを美味しいと感じ、美しいものを美しいと思い、幸せ感に浸る喜び。すばらしい本に出会い、感動を覚える楽しさは格別であり、映画や芝居を見て、震えるような感動を覚える喜びを味わうことは、そのような機会に巡り合うことができた喜びと共に、人間というこのすばらしい生き物に生まれたことに感謝せざるを得ません。それらのことに出会っても何も感じることなく、感動も覚えないとしたら、食べることが単に自己の生存のためだけの行為であるとしたら、なんと人生は詰まらないものでしょう。

食育、つまり「物を食べることの教え」はなぜ大切なのかを、歯科医として考えてみようと思います。

食育の中で最も大切なことは、味覚の形成でしょう。味覚の形成とは、基本的にはどのようなものに対して美味しく感じ、どのような物が不味く感じるかです。先ほどお話ししたコクや出汁など微妙な味に関わることは、まさしく小さい頃の正しい食生活が関わってきます。つまり、良い食育環境にあったかどうかは、大げさに言えば、その子の人生が幸せであるかどうかにまで大きく関係することになります。もちろん命に関わることは直接的にはないでしょうが、多くの添加物を識別できない味覚不全は結局命を短くしてしまうかも知れません。

優れた味覚を形成することが、結局はその人の寿命にも関わるとは軽々には結論は出せませんが、優れた味覚を形成するということは人間の感性として大変重要なことと思います。子供が、美味しいものを美味しく感じ、添加物など不自然なものを拒否する味覚を形成することは、親として教育するに値することではないでしょうか。

味覚の形成

私には二人の息子がいます。長男は、離乳食も薄味の物を与えられました。次男は、離乳食は大人の味付けに近い物を与えられました。この差が見事に成人してからの二人の好みの差に現れているのです。

長男は、濃い味を好まない薄味好みの人間に育ちました。薄味好みに育つということは、素材の味がよく分かると同時に、成人してからの生活習慣病やメタボリックシンドロームの予防には最適で、健康で長生きするために最も大切で基本的なことです。

一方、次男は、味付けで言えば普通の塩分濃度が好みです。でも味には凄くうるさく、エセ料理には箸も付けません。贅沢なのではなく、家では本物の食べ物だけを食べてきた結果です。私の妻は決して化学調味料を使いません。外食をしても化学調味料を使っている所には、二度と行きません。化学調味料を使っている料理はすぐに分かるのです。身体に良いとか悪いとかの問題ではなく、単に不味いからです。結局、子供たちもそのように育ったという訳です。

ある時、地方の歯科医師会が催すイベントで、ある調理師さんを招きました。その調理師さんが帝国ホテルに入社した後、総料理長を勤めていたあの有名な村上信夫シェフに、二つのことを言われたそうです。一つ目は、「まず歯医者に行って、ムシ歯やかみ合わせをきちっと治してもらいなさい」。二つ目は「君はすばらしい舌を持っているね、お母さんに感謝しなさい」。

私はこの話を聞いて、村上シェフという人は本当にすばらしい調理人だと感激しました。咬合がちゃんとしていないと調理人本人が美味しく味わうことができず、人が美味しいと思う料理を作り出すことが困難なこと、味覚の形成は小さい時から本物の味を知ることによってのみ作られることを経験的に知っていらっしゃったのでしょう。実にすばらしく「食」の本質を突いた言葉だと思います。

食育で容貌も変わる

食べ物を食べるという行為と容貌との関係についてお話ししましょう。容貌は、両親の遺伝子を受け継いだもので、変えられないと思っているかも知れませんが、実はそれだけではなく、後天的な部分があります。それが食育と密接に関わってくるのです。

筋肉は鍛えると発達します。使わないと衰えて萎縮します。唇や、頬、舌などは筋肉でできています。これらは使えば発達しますが使わないでいると衰えます。

歯並び（歯列）は、外側から押さえる唇や頬の筋肉と、内側から押し出す舌の筋肉との調和した所に並んで作られます。唇は筋肉が強ければ外側から内側に押す力となります。頬も同じです。一方、舌は内側から外側に押す力となるのです。

口元が出ている人は唇や頬の圧力に比して舌の圧力が強く、例えば、しゃべっている時に舌がよく見えます。その反対に舌の力に比して唇の力が強い人は全体に歯が内側に並び、並び切らずにガタガタの歯並びになりやすいのです。

口をいつもポカンと開けていると唇や頬の力が弱くなり、歯が全体に前方に並びやすくなります。口はいつも閉めておくように教育したいものです。もちろん鼻が悪くて口呼吸をしている場合は、まず鼻を治すことが先決です。また、このような子供は、食べ物をあまりよく噛みません。噛まずに水物で流し込むような食べ方をしています。そのような食べ方をしていると正しい舌の使い方が発達しません。

赤ちゃんの母乳の飲み方は、乳首だけをチュパチュパ吸うのとは訳が違います。舌を差し出して上顎の歯茎で挟みながら、乳首を乳輪ごと喉のほうまで強烈に吸い込むようにして飲みます。離乳食に移行し、物をよく噛めるようになると自然に大人と同じ、正しい舌の使い方ができるようになってくるものです。しかし、よく噛まずにすぐに水物で流し込んでいると、上下の奥歯をかみ合わせて、舌を口蓋に付けて食べ物を喉のほうへと送り出す正しい動作が発達せず、水物がなくては飲み込めない子供ができ上がりやすいのです。その結果、上顎が充分に発達せず、幅の狭い上顎になり、歯並びが悪くなります。真ん中から2番目の歯が内側に生え、最後に生えてくる犬歯が並びきらずに八重歯になるのはこの典型です。舌で口蓋を前や横方向に押す力が弱く、その結果、口蓋が発達不全になったためです。

空唾《からつば》を飲んでみましょう。飲んだら、舌の位置を動かさずに舌の先がどこにあるか観察してください。口を開けてはいけません。口を閉じたまま、舌の先がどこに触れているか感じてください。

1. 舌の先が下の前歯に触れている。
2. 舌の先が上下の歯に触れている。
3. 舌の先が上の前歯に触れている。
4. 舌の先が歯に触れず、口蓋の前方に触れている。
5. 舌の先が上下の歯と歯の隙間に入っている。

舌の先はどこにありましたか？

4の口蓋の前方、上の歯の少し後方に触れているのが正しい位置です。舌先はその位置で上下の歯をかみ合わせて、食べ物が横に逃げないようにして、舌の背を前から後ろのほうへ口蓋に押し付けながら食べ物を喉のほうに送り込んでやるのが正しい飲み込み方です。唾を飲み込む時に舌の先は、上の歯にも下の歯にもどちらの歯にも触れないのが正しいのです。

舌が上の歯を押すと上の歯が前に出ます（上顎前突、いわゆる出っ歯）。下の歯を押していると下の歯が前に並び（反対咬合、うけ口）、上下の歯を押していると上下とも前方に並びます（上下顎前突）。赤ちゃんのように舌を出して飲み込んでいると（右記の5の状態の人）上下の前歯が咬み合わない状態、開咬になります。赤ちゃんにおしゃぶりを長い間使っていると、この開咬になりやすいことはよく知られている事実です。おしゃぶりを止めた後も、その習癖（舌や頬、唇の使い方）が残るからです。自分の側貌（横顔）、歯並びと舌の位置、舌の使い方の関係を注意深く観察してみてください。私が申し上げたことがなるほどと合点いただけると思います。

舌や口唇の使い方は、小さい時の物の食べ方（食育）に関わるように思えます。乳児期から幼児期にかけて軟らかい物ばかり食べ、水物で流し込む食べ方をしていると、正常な成人の嚥下パターンを獲得し難く、結果として本人の容貌にまで影響を与えます。こんなことは一般には知られていないのではないでしょうか。

食育と発音

テレビなどで出演者が舌足らずの発音でしゃべっているのをよく耳にします。例外なく「て」の発音で舌が見えるか、唇をほとんど動かさない、不明瞭な発音です。この方々が日本語の発音を駄目にしているると言っているのではなく（確かにその部分もありますが）発音の仕方と物の食べ方、飲み込み方は間違いなく関連があることを指摘したいのです。

舌が見える発音をする子は、物を食べた後に口蓋の奥のほうに食べ物が残っているはずです。また唇をよく使わず、不明確な発音をする子は、おそらく歯があまり良くないはずです。唇や頬で歯を擦《こす》ることによって口の中をきれいにする自浄作用がうまく働かないからです。また口も小さく貧弱です。紅唇と顔の皮膚との境目がはっきりせず、美しくきれいな口唇とはなりません。「い」の発音が「い」と「え」の中間でだらしのない音に聞こえます。「はい」と明確な発音で返事ができないのです。英語のような発音をしていると思っているかも知れませんが、英語の発音とは全く違います。

このような唇や舌の使い方が間違っているとは気付いていないように思えます。また親もそれに気が付かない。直さない。これがかわいいと思い込んでいる。大きな間違いです。舌足らずは、幼児語です。舌の機能がよく発達していないので正しい発音や正しい飲み込みができないのです。親が気付いて直してあげなければ、舌の使い方や唇、頬の使い方が幼児のレベルのまま大人になってしまうのです。その結果、前述のように著しく歯並びが悪くなったり、食べ物を喉の奥に送り込めない子供ができ上がります。テレビに出てくるタレントや運動選手にも見られ、もし子供の時から親が理解をし、気を付けていれば、運動選手ならもっと良い成績が残せたのではないかと残念でなりません。

さて、食育と発音の問題は一個人の問題に止まらず、さらに深刻な問題を引き起こします。子供は親、特に母親から発音を学びます。母親が誤った舌と唇の使い方から妙な日本語の発音をしていれば、子供は必ずといっていいほど同じ発音になります。日本語の発音が古《いにしえ》から徐々に変化しているという事実を肯定するとしても、その子供が更におかしな発音をすることで、日本語文化の連鎖的破壊が起きるでしょう。前に述べたように発音は舌と唇と歯を使いますから、嚥下パターンの間違いとともに、容貌の変化など様々な悪影響を引き起こす可能性は非常に大きいと思います。「食育」と「嚥下パターン」、「発音」、「容貌」はそれぞれ密接な関係にありますので、軽々に見過ごすことのできない極めて重要な問題です。

食育と口臭

前述したように、正しい食べ方や、正しい飲み込みができない人は口蓋の奥に食べ物が残ります。試しに小麦粉のような粉ものを水で飲んでみましょう。正しい飲み込みができない人は、大量の水がなければ舌の奥に小麦粉が残ってしまうはずです。粉薬を飲むのが苦手（苦いからではなく）な人はこのタイプです。

また、正しい舌の使い方ができなければ歯や歯茎、そして舌や口蓋の奥に食べ物のカスが残ります。これらは口臭の原因ともなります。口唇や舌を充分に動かさなければ、唾液による自浄作用が働かないため、食べ物のカスが残り、ムシ歯にもなりやすく、また口臭の原因ともなりやすいのです。

口臭には様々な原因がありますが、基本的には全て嫌気性菌と呼ばれる細菌が関与しています。これらの細菌は酸素が嫌いなので、酸素が届きにくい、少しでも深い隙間を好みます。舌の深い溝や、喉の奥の口蓋扁桃がその住家となります。深いムシ歯や、歯周病でできた歯と歯茎の間の深い溝も嫌気性菌が好きな所です。

正しい舌の使い方、正しい物の飲み込み方を覚えるのは、やはり離乳食時に始まる正しい食育です。よく噛まずに水物で流し込む習慣を続けていたり、よく噛む必要のない軟らかいものだけを食べていると、離乳食から普通食への移行が上手く行かず、正しい唇や頬、舌の使い方を覚えることなく成長します。食べ物を飲み込んだ後も食物残渣（食べ物のカス）が残る状態を続けていれば、口の中も不潔になり口臭の原因にもなります。さらにムシ歯の原因にもなり、若いうちから歯を悪くする原因にもなりやすいのです。結果、やはり口臭の原因となる可能性があるのです。

口臭と歯科治療

口臭のある人の大部分には、前歯の補綴（俗に言う差し歯）があります。

ある時私の職場で、歯科衛生士から口臭がすることに気付きました。口臭の原因を探ると、現在前歯を治療中だと言います。なるほど上顎の前歯には仮歯が入っています。ところが忙しくてなかなか次の治療が受けられない。そのうち、仮歯のセメントが溶けてきて、そこに雑菌が入り込み、口臭の原因となっていたのでしょう。そこですぐに、再び仮のセメントで付け直したところ、即座に口臭はなくなりました。

口臭にも様々な臭いがあります。私はそれほど臭いに敏感なほうではありませんが、彼女の持っていた口臭は、多くの人と同じような臭いでした。口臭のある人を注意深く観察してみると、同じ口臭のある人のほとんど全部が、古い前歯部補綴をしている人でした。

前歯の補綴には欠点があります。それは前歯の白い部分を作るために、臼歯とは違う削り方をしなくてはならないからです。その結果、臼歯部よりセメントが溶けやすい状態ができるのです。セメントが溶けると、そこには食べ物のカスが溜まり、嫌気性菌も繁殖し、独特の臭いを発するようになるのではないかと思います。

この仮説に基づいて実験をしました。被験者の若い歯科医師の前歯に仮歯を作ります。一方はきちっと合っていて適合の良いものを、他方は適合が良くないものを作ります。同じ仮のセメントを付け、数日間置いた後、口臭測定器にかけます。結果は非常にはっきり出ました。私の推測が実証された結果となっています。つまり、適合が悪く隙間の多い仮歯を付けたほうが酷く口臭が多かったのです。

もう一つの実験は、やや複雑です。口臭は歯以外の舌（舌苔）の影響が大きいとの主張に、それだけではないと反論するものです。口臭には様々な臭いがあり、一概に舌苔が原因とは思えないことに臨床上多く遭遇するので、実験してみました。歯科治療恐怖症で、非常に多くのムシ歯と重症の歯周病があり口臭の強い患者さんについて、治療前に口臭測定器で測定し、かなり口臭があることを確認しておきました。次に、舌苔には一切触れず、全身麻酔の上、ムシ歯や歯周病を手術で一気に治療しました。結果、見事に口臭はなくなりました。口臭測定器でも全て陰性になったのです。

この二つの実験からも、口臭が単に舌苔や口蓋扁桃だけの問題ではなく、歯科治療と深く関わっていることが分かります。

食育と癌

昔から食べ物はよく噛みなさいと言われてきました。よく噛むことは本当に身体にとって良いのでしょうか。反対に噛まなければ身体にどのような不利益が生じるのでしょうか。

実は食品には多くの発癌物質と言われているものが含まれています。魚や肉のおこげなどがその有名なものでしょう。ただし、これらの発癌性は弱いものです。しかし、ニトロソ化合物やベンツピレンなどは強力な発癌性を持っていることが知られています。これら発癌物質を唾液に30秒さらすだけでほとんどその発癌性を消すという報告があります。（図1参照）この30秒というのは30回噛むということと同じです。昔から食べ物はよく噛んで、一口30回以上は噛みましょうと、言われてきました。この教えは実に正しい教えであったことをこの報告は物語っています。

よく噛まずに、水物で流し込む今の若者の将来はとても心配になります。またこれらの若者が親になり、子供を育てることになると、必然的に自分の食生活のパターンを教えることになりますから、ますます酷いことになります。日本の医療費がますます多くなることの遠因にもなりかねませんが、何より本人の体のほうが心配です。

図１　発癌物質に対する唾液の効果

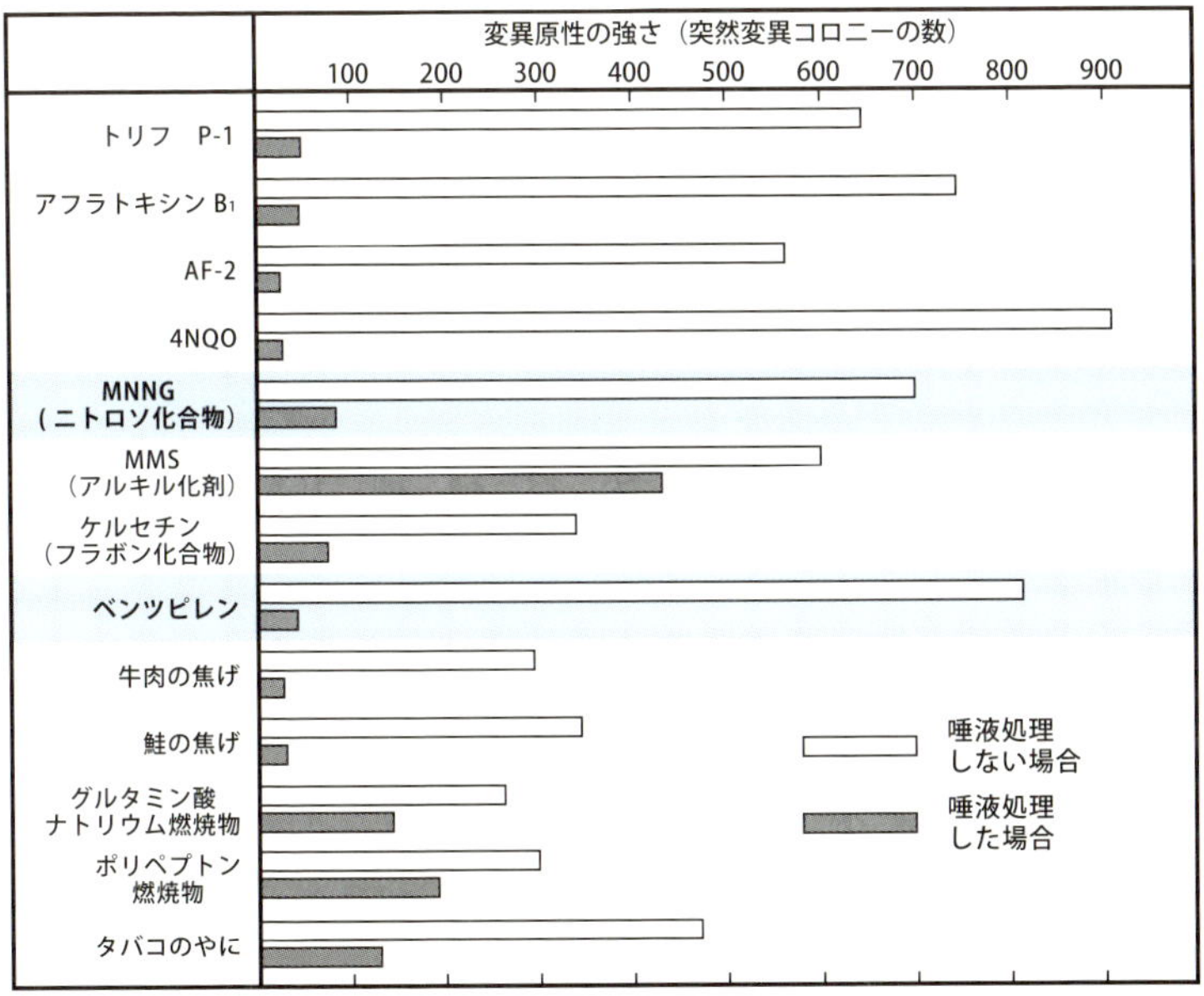

ニトロソ化合物やベンツピレンなどの強力な発癌物質も３０秒間唾液にさらすことでその変異原性は著しく減少する。

西岡　一，唾液と活性酸素とガン予防、１口 30 回のすすめ．歯界展望 81：913-920，医歯薬出版株式会社，1993

食べ物の好き嫌いは悲劇となる

食べ物の好き嫌いは本人の問題だから好きにさせて良いと思っている風潮がありますが、それは全く心得違いです。

好き嫌いをすることによって様々な病気になる可能性が高まり、健康保険制度上、他の人がその費用を支払う（負担する）結果になります。これでは本人の問題だから放っておいて欲しいとは言えないでしょう。自分の好き嫌いが様々な他の人に迷惑をかけることになるのです。これは食べ物の問題だけではなく、喫煙やその他の生活習慣の全てが関与しています。自堕落な生活は決して自分のことだから放っておいて良いということにはならないのです。

好き嫌いのある男女が結婚したとします。その食卓にはお互いの嫌いなものは載らないでしょう。つまり、それぞれの好きなもの以外は食べないことになります。嫌いなものが一致していれば、それ以上食卓から食べ物の種類が減らないでしょうが、なかなかそうは行かないものです。互いの好きなものしか並ばなくなり、結果、以前よりさらに少ない種類の食材しか並ばなくなります。さらに、自分たちの子供が好き嫌いすると、より食べる物が限られた状態になります。この子供が大人になり、他の好き嫌いのある人と結婚をして子供ができ、その子はさらに好き嫌いがあり・・・。このように考えると、恐ろしい将来が待っていると思いませんか?

好き嫌いは他の人に迷惑をかける元凶であることを自覚して、生きていかなければならないと思います。好き嫌いは親子の努力で直すことができることです。人間という生物種は雑食性を選択したことで、自分の身体では作り出せないビタミンなどの多くの栄養素を必要とすることになりました。健康に生きることは、家族や他の人に迷惑を掛けない最大の秘訣です。その根源を成すものが好き嫌いのない食事、食習慣です。ぜひとも少しずつ好き嫌いをなくすよう努力したいものです。この少しずつというのが大切です。にんじんが嫌いな人が、いきなりにんじんを丸かじりして好きになる訳がありません。そこには親子で好き嫌いをなくすための創意工夫が必要なのです。親が嫌いなら、まず親がそれを好きになる努力が必要です。子供の頃から嫌いだったからとあきらめずに(または安易に自分を肯定せずに)子供のためと思って努力しましょう。

私自身は初めて食べた物が不味いとしても、人が美味しいという物は絶対に3回は食べてみるようにしています。同じものでも、新鮮度によっても調理の仕方によってもまるで味が違うからです。

例えば、私が最初に食べたホヤの味は酷いものでした。まるで水銀を口に含んだような金属臭がして（水銀は食べたことがありませんが）思わず吐き出しました。おそらく相当鮮度が悪かったのでしょう。しかし、ホヤが美味いという人がいるので、再度挑戦しました。その時はとても美味しく。それ以来、しばらくはヤミツキになり、季節が訪れるとホヤを探して居酒屋を徘徊しました。

歯を守るのは知識と生活様式

私の弟との年の差はほぼ正確に2年です。この2年の差が、2人の口の中を決定付けました。

私の母親は看護師をしていましたが、その頃、歯科に関する知識などは皆無で、昭和30年代は私たちが住んでいた田舎にもようやくチョコレートなどが売られ始めていた時代です。私たち兄弟は寝る前におやつとしてチョコレートを食べていた時がありました。その結果、弟は歯が痛くなり、たびたび歯科医院に行っていました。私はほとんどそのようなことはありませんでした。私が子供の頃に治療を受けたのは、左下第一大臼歯のみです。子供の頃は歯を磨いたことなどありませんでした。弟もそうです。

同じものを同じように食べていたのに、そして同じように歯を磨く習慣がなかったのに、弟はたくさんの治療を必要とし、私のムシ歯が少ないのは年齢が2年離れている結果です。歯は生え始めが一番ムシ歯になりやすいのです。生えると口の中の唾液に含まれるカルシウムとリン酸が歯に沈着し、だんだん丈夫になります。年を取るごとに硬く丈夫になり、ムシ歯にもなり難くなります。つまり、私と弟とは同じ生活習慣の中で育っていたのですが、私の歯は弟に比べて唾液の中の成分がより多く沈着していたために丈夫になり、ムシ歯になり難くなっていたということです。

ところが、さらに年を取ると、歯はさらに硬くなり、硬くなりすぎて脆くなり、欠けやすくなります。私の祖母は78歳で亡くなりましたが、歯が丈夫なことが自慢でした。しかし亡くなる直前は歯のエナメル質のほとんどが欠けていました。硬くなるということは一方では脆くなり欠けるということでもあるのです。

第2章　歯はかけがえのない自分の財産

治療と人の治癒力

人の身体には回復力、治癒する力があります。「治療」と言えば、まるで医者や歯医者が治しているようにも思えますが、特に医科では、ほとんどの病気は患者さん自身の治癒力で治っているのです。医者は薬や手術によって、治癒するきっかけを作っているだけと言っても過言ではありません。人間の治癒力、免疫力がなければ全くと言っていいほど病気は治らないでしょう。この治癒力によって、例え100％正しい診断でなくとも、また100％の完璧な治療法でなくとも、治癒していくものなのです。

最近、主に人間の皮膚、粘膜の外傷や火傷に対する治療法が非常に長い間、間違いであったことが実証されています。つまり、外傷や火傷に対して消毒やガーゼで覆うことは治癒を遅らせること以外の何ものでもないことが分かってきました。傷の消毒は、細菌を殺すばかりでなく、健全な人間の組織を破壊的に傷めます。またガーゼで覆うことはせっかく人間の身体からにじみ出てきた治癒させる力を持つ液体をガーゼが吸い取り、乾燥させ、かさぶたを作り、治癒を遅らせるだけではなく、ただ痛みを引き起こしていただけに過ぎないことが分かってきました。このことはまさしく「治療」というのは本来人間に備わっている治癒能力に依存していることを示しています。私たちが「治療する」と思っていたことの多くが、実はこのように自然に備わった人間の回復力、治癒能力によって補われているのです。

治癒力では抗いきれない、歯科の二大疾患

では、ここで歯科に関係する人間の治癒力について考えてみましょう。

歯科の二大疾患であるムシ歯と歯周病について、それぞれの治癒力について考えてみます。

《ムシ歯の再石灰化》

歯の疾患の代表格はムシ歯です。ムシ歯になった時に人間の治癒力が働くかどうか

考えてみましょう。

ムシ歯は甘いものを食べるとなりやすいことは皆さんご存知でしょう。またムシ歯は二度と治らないことも何となく知っているのではないでしょうか。

ムシ歯は、細菌が作り出す酸によって歯が溶ける病気です。歯の無機成分が溶けるので、これを脱灰と言います。歯の表面はエナメル質で覆われています（42ページ・図2参照）が、このエナメル質は塩酸などの強い酸に漬けておくと、完全に溶けてしまいます。エナメル質はほぼ純粋なリン酸カルシウムの結晶体である「ハイドロキシアパタイト」と呼ばれるものからできています。このハイドロキシアパタイトは、宝石のサファイヤほども硬くて、よく噛めるのですが、酸に弱い性質があるのです。

小さい時から日常的に乳酸飲料などの酸性のものを長期間飲んでいた子供の中には、歯の表面全体が溶けてムシ歯になっていることがあります。


ムシ歯は治らない、元のようには自然治癒しないと言われています。でも最近は極めて軽度のムシ歯は再生することが知られています。それは歯が再石灰化する力があるからです。再石灰化とは、先ほど述べた脱灰と反対で、無機成分が再び沈着することを言います。しかし、厳密には歯がその力を持つのではなく、唾液の力です。唾液の中にはハイドロキシアパタイトの原料であるカルシウムやリン酸がすぐにでも沈殿するほどの量が入っています。放っておいても、勝手に歯に沈着するのです。

皆さんは、歯磨きは食べてから3分以内に、3分間、1日3回磨く、と教えられませんでしたか。3分間磨くというのは今のところさて置いて、食べてから3分以内に磨く意味を考えてみましょう。

ムシ歯は歯の無機成分が細菌によって作り出される酸によって溶けてしまう「脱灰」現象と述べました。この脱灰現象は食べてからとても短い時間にピークを迎えます。その意味からすると3分以内に歯磨きをしましょうというのは正しいのです。

では、皆さんの中で食べてから常に3分以内に歯を磨く人はどれだけいるでしょう。常に3分以内に磨く人は世界中探しても誰もいません。外食をする場面を想像すればすぐ分かるでしょう。居酒屋、食堂、レストランで食事をした後、3分以内に磨かなくちゃと、いきなり歯磨きをする人など見かけたことはありません。もし、1度ムシ歯になったら決して自然治癒しないとしたら、歯は食事のたびにどんどん溶けて、数ヶ月で跡も形もなくなります。そんなことが起きないのも再石灰化があるからです。つまり歯というものは常に脱灰と再石灰化を繰り返しているものなのです。それこそ歯にとっては僅かな治癒力と言えるでしょう。

しかし誤解してはいけません。

再石灰化が起きるのはほんの僅かの脱灰部分です。はっきり穴が開いているようなムシ歯では決して再石灰化によって歯が治ることはありません。

その意味からすると、ムシ歯は決して治らない（自然治癒しない）と言って良いのです。

一旦、僅かでも深くムシ歯になると、食べた物や細菌が停滞するため、周囲の歯よりも条件が悪くなり、再石灰化現象よりも脱灰現象が進むことで、本格的なムシ歯へと一方的に進むことになります。その結果、いわゆるムシ歯ができ上がるのです。こうなったらどんなに努力してもどんどん重症化への道を進むことになります。ムシ歯が自然治癒しないというのはこのような現象を言います。

《ムシ歯を治療するとはどういうことか》

ムシ歯を治すというのは結局、ムシ歯になった部分を外科的に取り除き、人工材料で置き換えることです。つまり、「ムシ歯を治療した」と言っても、「元の歯のように治った」ことにはならないのです。人工材料に置き換わったに過ぎません。

ムシ歯になった部分を完全に取り除き、その部分を人工材料に置き換えることで形態を修復し、食べるなどの機能を回復することがムシ歯の治療ということになります。しかし、決して元の歯のように治った訳ではありません。二度と元の歯にはならないのです。

極端な話に例えると、ムシ歯を治療するということは義足や義手を作るのと変わりがありません。悪い部分を除去し、そこに本来のものとは全く別物の材料を埋め込んだだけです。食べる、噛むという機能は回復できますが、元の歯になった訳ではありません。それを「治った」こととするならそう言えるかも知れません。しかし、手や足を失い、それを義手や義足で補ったとして、機能的にはかなり回復したとしてもそれを元の手や足のように治ったと言えるのでしょうか。義手や義足の話まで例として持ち出すと皆さんなるほどと思うかも知れませんが、一般的に自分の歯のことを考えた場合には、あまりにも簡単に考えているキライがあるように思えます。歯はかけがえのない自分の財産なのにあまりにも簡単に壊している。

《歯周病はほとんど再生しない歯周組織の病気》

歯周病とはどういう病気かを説明することは、それほど難しくありません。しかし、「歯周病は治るのか」と訊かれた場合には、なんと答えればいいのか非常に難しい。

人間の治癒力としての歯周病を語る時には、とても簡単には説明できないのです。治るというのはどのようなことを意味するのかが問題です。

痛みが止まればそれは治ったことなのか。完全に元のような状態になることが治ったことなのか。それとも病気の進行が止まり、ある程度落ち着いたことが治ったことなのでしょうか。ムシ歯の治療は、前述のようにムシ歯の部分を完全に取り除き、代替の材料で置き換え、再発をしないようにすることが治療したことになります。

手術をして悪い所を取り去れば、胃や肝臓などのように組織が再生してほぼ元の状態に治る所もありますが、人の体の中には組織の再生はほとんど起こらない所もあるのです。そのような所は、元の状態に完全に回復しなくとも、一定の機能の回復をはかり、再発せず、それを維持することも治療になります。一般的に「治る」というのはこれらを全て含んだ言葉です。

歯周病は後者、つまり、ほとんど再生しない歯周組織の病気です。元のように再生する、回復することが非常に難しい組織なのです。ムシ歯の治療のように、人工の代替材料で置き換えることもほとんどできません。できるだけ元の状態に戻すために、歯周組織の「再生治療法」は現在もいろいろと試みられてはいるのですが、いまひとつ、これだと言える絶対的な治療法は現在のところありません。

歯を支えている組織、つまり歯周組織は、歯肉および歯の周りにある「歯槽骨」と呼ばれる骨と歯の根の表面にある「セメント質」と呼ばれるものと、それらを繋ぎ、しっかりと歯を支える「歯根膜」という組織でできています。(図2参照)

歯が萌出すると、図2に見られるように(図3も参照)、コラーゲンからできている歯根膜と呼ばれる強靭な線維は、歯根の表面にあるセメント質と、周りにある骨(歯槽骨)にそれぞれがっちり入り込んでおり(これをシャーピー線維と言います)、しっかりと歯を支えています。しかも歯根膜の配列方向は様々な方向からの力に抵抗できるように、実に合理的に様々な方向に配列しています(図2では単純化してある)。硬い骨やセメント質ができた後からコラーゲン線維がそこに入り込むことは無理でしょうから、骨とセメント質と歯根膜繊維が同時にできる時期、つまり歯ができる発生期でないとこのような構造にはなりにくいでしょう。そうなると歯周病で歯周組織すなわち歯槽骨やセメント質、歯根膜が破壊された後では、それらの組織が元の構造に再生することは容易ではないと想像がつきます。

図２　正常な歯周組織

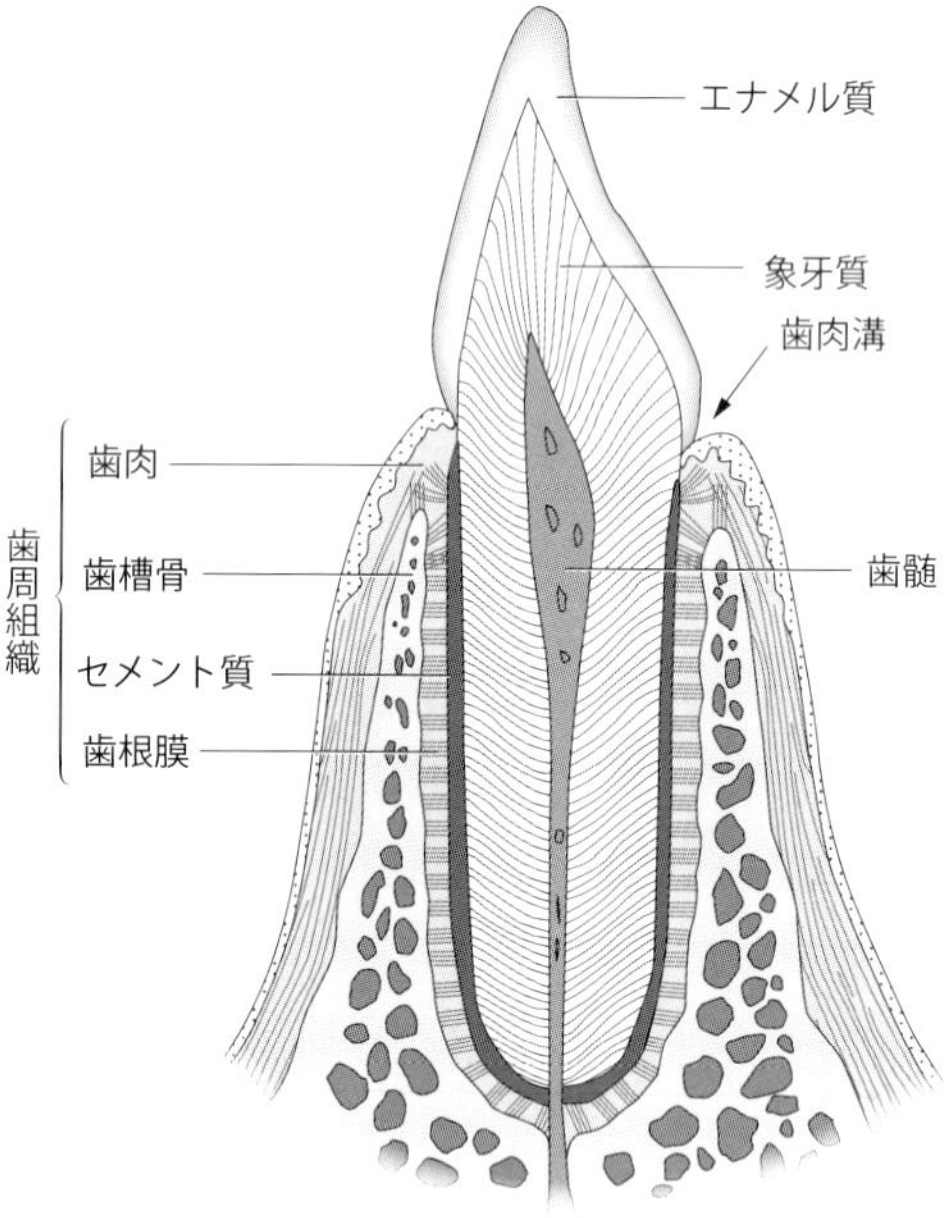

歯は歯槽骨と呼ばれる骨の中に植わっている。歯の根の一番外側にはセメント質があり、歯槽骨とセメント質を結ぶように歯根膜線維（シャーピー線維）が走っている。

加藤熙著 , 最新歯周病学 , 医歯薬出版株式会社 ,1994 年

図3　シャーピー線維

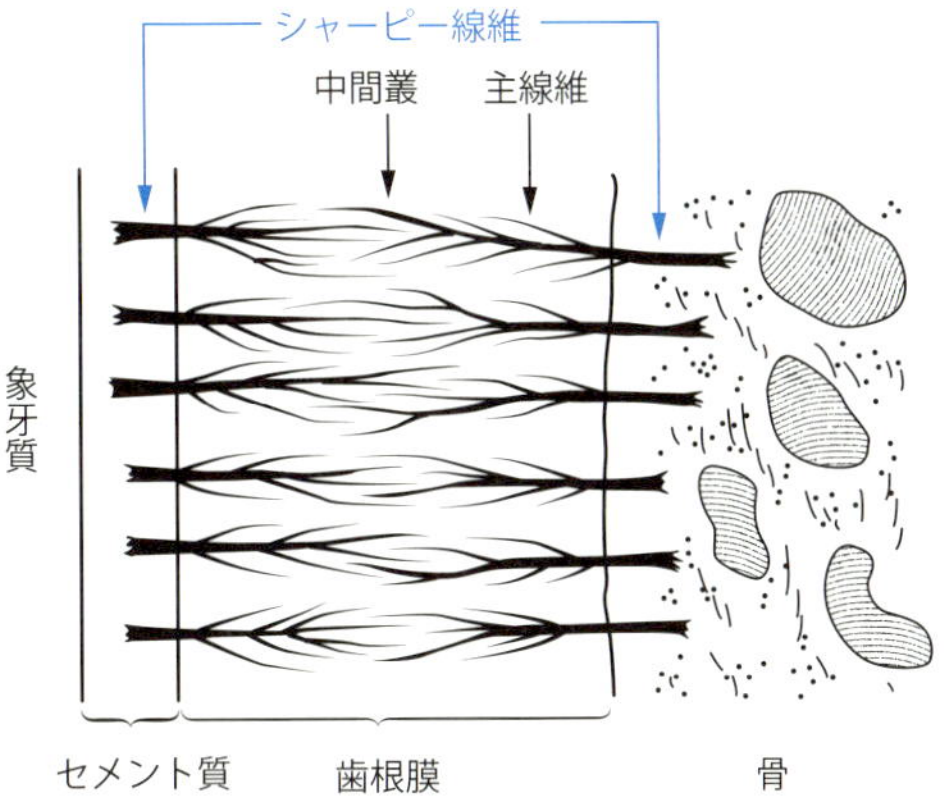

歯根膜は歯を支えている骨（歯槽骨）と歯の最外側にあるセメント質と結合している。歯根膜の大部分は図３に見られるようにシャーピー線維と呼ばれる強靭なコラーゲン繊維からなる。コラーゲン繊維は強靭ではあるが弾力もありクッションの役割を果たしている。また歯根膜には血管や神経組織があり、栄養供給や噛んでいる感覚や痛みなどを脳に伝達する。
シャーピー線維は、その断端の一方は歯の最外側であるセメント質の中に、反対側は骨（歯槽骨）に埋め込まれている。歯根膜はコラーゲン線維からなるこのシャーピー線維が大部分を占めている。

加藤熈著 , 最新歯周病学 , 医歯薬出版株式会社 ,1994 年

この歯根膜線維は使わないでいると（噛む相手の歯がないと）廃用性萎縮（使わないでいると組織や器官が萎縮し衰えること）が起こります。しかし、再び噛めるようになると、またしっかりとした構造に配列します。また、歯根膜線維は歯が萌出して、機能し始めてから十分な強さに成熟します。これらのことから、セメント質の再生さえできれば歯周組織の再生は不可能ではないかも知れません。

しかし、そのセメント質の再生がこれまた非常に困難です。四方をセメント質に囲まれた部分では比較的容易に再生しますが、重症の歯周病のように、根の先のほうにしかセメント質が残っていない場合には、そこから元のように再生することは絶望的です。このような条件下では、どのような再生治療法も成功したとは聞いたことがありません。しかし、現在の再生医療の進歩からすると、あるいは近いうちに歯周組織を完全に再生することができる「歯周組織再生治療」が、身近なものになるかも知れません。

年齢を経るとともに歯周病が増加したり、悪化したりするように思えるのには理由があります。今述べたように一度破壊された歯周組織は再生し難いということです。一度歯周病になるとなかなか完全に元の状態に再生しないので、一時安定したとしても、その状態からまたさらに先に進むという結果に陥りやすいのです。

歯肉の形態が変わり、歯肉が下がって歯根が露出すると、今まできれいに食べ物が流れていたものが、歯と歯肉の間に停滞したり、清掃し難くなります。特に歯と歯の間にある歯槽骨は吸収されやすく、そこの歯肉は下がって三角形の隙間ができます。そのような所では食べ物がうまく流れず、食べカスとして溜まってしまいます。また、歯肉が下がって歯根が露出すると、露出した歯根面はつるつるしたエナメル質と違って、食べ物やプラーク（歯垢）が付きやすい上に、取り難いのです。その部分に食べ物のカスが停滞するということは、食料・物資を敵（歯周病菌）に送り込んでいるのと同じことになります。

　このようにして条件が一方向的に悪くなるので、年齢とともに歯周病は悪化するものと思いがちですが、健康な歯周組織を維持できている人は年を取ったという理由だけで悪くなることはありません。もちろん年齢とともに低下する免疫力、抵抗力は少なからず関係するかも知れませんが、大病でもしない限りその影響はそれほど大きくないでしょう。それよりは今述べた局所の問題や、億劫になってプラークコントロールしなくなる、病気などで手がよく動かなくなるなどのほうが影響力は大きいようです。

《細菌との共存》

歯周病は歯周組織が炎症によって破壊される病気です。炎症の原因のほとんどは口の中の細菌です。口の中には大量の細菌が住み着いていて、基本的に病原性のない常在菌と病原性を持つ細菌がいます。基本的には病原性を持たない常在菌であっても、その数が増えると病原性を発揮するものがあったり、自身に病原性は持たなくても、病原性を持つ細菌が増殖しやすくなる環境を作ったりします。

数百種類にも及ぶ口腔内常在菌は、それぞれの相互関係の中で生きており、因果関係の実態は解明できていません。ただ、抗生物質や消毒薬などで徹底的に口腔内の細菌を除去するとカンジダ菌などの真菌類（黴《かび》類）が繁殖します。したがって、病原性のない常在菌が適度な量、住み着いていることが重要だと考えられています。

口腔内を清掃・管理することをプラークコントロールというのはそのためです。細菌を完全に除去するのではなく、必要な口腔内常在菌は少量残ったとしても（歯磨きで口腔内の細菌を完全に除去するのは不可能ですが）、病原性を持つ細菌が繁殖する環境をなくしましょうという考えから、プラークコントロール（歯垢の量や種類を制御する）という言葉が生まれたという訳です。

人間の身体の中には細菌が必要で共存している所は他にもあります。代表的なのは大腸です。大腸には大腸菌や乳酸菌が常在菌として住み着いており、必要不可欠な細菌群です。抗生物質を連用すると腸内の細菌が必要なものも全て含めて死んでしまい、その結果、下痢などの様々な身体の不調が現れます。腸内の細菌群と人体が共存していることの証拠です。ヨーグルトが身体に良いとか、日本人には漬物による乳酸菌の摂取のほうが良いとかの議論は、長い人類の歴史の中で、必要な腸内乳酸菌の種類が人種によって異なることを意味しています。

女性の膣にも同じ機構があります。膣には常在菌としてやはり乳酸菌がいます。乳酸菌の作る強い酸によって、外界からの病原性を持つ細菌の侵入を防いでいるのです。よく知られているように胃の中も強酸です。胃は塩酸を分泌し、口から入る病原体を殺す役目を持っています。

人類はその発祥から数百万年が経っていると言われています。その間に、人体にとって乳製品のような動物性由来の乳酸菌が良いか、あるいは漬物のような植物に付く乳酸菌が身体に良いかは微妙に変わってはいますが、基本的に人体と細菌との共存の仕組みは変わらないのです。

《親の歯が悪いと子供の歯が悪くなるのは遺伝？》

大腸や膣の中の常在菌の存在理由が明確になっているのとは対照的に、口腔内常在菌の存在理由はまだ科学的に解析されてはいません。しかし、プラークコントロールは経験的に重要なことであることは間違いありません。歯周病においてもムシ歯にとっても細菌量は重要なファクターで、例え一般的には病原性のない細菌であっても、それらの細菌量が増えることによって病原性を持つ嫌気性菌などを繁殖させる口腔内環境が成立しやすくなるのは前述の通りです。

キスをしたり、口移しで食べ物を与えたり、同じ箸を使うことで細菌が感染（厳密には感染ではないが）すると思われているようですが、実際は唾液を介して飛沫感染しますから、親子では容易に細菌の家族間移動が起きます。でも細菌の移動が起きたとしても、その細菌が繁殖できる環境になければ増殖しないので、それだけでは感染が成立したとは言えません。ところが、親子間では生活習慣、つまり食べ物の種類、好み、食べ方、食べる時間、歯磨きの習慣などがよく似ていて、家族が同じような細菌の種類を持つ環境になることが多いのです。

「私の歯が弱いのは親がそうだったから遺伝です」と言う人がいますが、家族的に、ムシ歯になりやすかったり、歯周病になったりするのは、一見、遺伝的であるように思えるでしょうが、実は、ほとんど遺伝とは関係なく、同じ物を同じように食べ、親から子へ細菌の移動が起き、歯磨きなどの生活習慣なども同じであることが、親と同じく歯が悪くなった理由でしょう。

ただ歯周病に関しては、よく分かってはいませんが、僅かながら遺伝的要素がある場合があるかも知れません。しかし、ほとんどは生活習慣がその原因と思われます。

人間の歯はすばらしい　インプラント治療をして分かったこと

日之出歯科診療所では、昭和63年からインプラント治療を導入しました。導入を開始してから、すでに30年になります。インプラント治療を導入するためには非常に長い時間を調査研究に充てています。おそらく10年以上もの時間を調査研究に充てて来たのではないかと思います。と言うのも、インプラント治療は長い失敗の歴史を持っているからです。

インプラント治療というのは、口の中の粘膜を貫いて顎の骨、歯槽骨に人工の歯根を埋め込むことで、天然の歯根の代わりをさせる技術を言います。インプラント治療は成功すると、義歯とは比べ物にならないくらい快適で、よく噛めるようになります。ほとんど自分の歯であるかのような感触だと患者さんは言います。

しかし、ここに残念ながら、人間が作ったものと神様が創った物との違いとも言えるような、決定的な差があります。一口に言えば天然の人間の歯はすばらしく、如何なる物もそれに代わることはできないということです。おそらく、あと何年かかっても天然の人間の歯に備わった機能を、人間が作り出すことは難しいと思います。インプラント治療を通して、何億年もの進化の過程で獲得した人間の歯はすばらしい機能と構造を備えていて、人間が作り出したものは進化という神様には到底敵わないものだと思うようになりました。

しかしながら、一方ではインプラント治療を導入して30年以上になるその結果から見ると、中には早期に駄目になった少数のインプラントもありますが、非常に多くのインプラントが生き残って充分に機能し、患者さんから感謝されているのも事実です。

これから、天然の歯とインプラントの差について述べようと思います。

インプラントと人間の歯の決定的違い

人間の歯の表面は、サファイヤと同じ位の硬さを持つ「エナメル質」で覆われています。しかし、物質が硬いということは実は脆いことにも繋がります。ガラスや陶器がそうであるように、硬くて弾力のないものは割れやすいのです。その代わりよく切れます。

出刃などの包丁も、そのことをよく知っている職人が作ったもので、刃の部分は硬い鋼《はがね》でできていますが、他の部分は軟らかい軟鉄でできています。そうすることで硬い骨をたたき切っても折れずに切ることができるのです。（155ページ・図6参照）

その意味では日本刀はその最高傑作でしょう。刀を激しく打ち合わせても折れることなく、人を切る場合には刃の鋼が間違いなく肉や骨を切ることができます。そのためには刀身の部分は何層もの硬さを変えた軟らかい鉄にし、刃の部分だけに焼きを入れた鋼鉄（鋼）にしているのです。その結果、チャンバラをしても折れずに、確実に人を切れる硬さに造ることに成功しています。それは長い時間をかけて成し得た先人の試行錯誤の結果です。その上、非常に美しい。

その対極にあるのが、ひげそりに使う剃刀です。剃刀の刃は工業生産ですから、全体が焼きを入れた鋼でできています。そのためよく切れるのですが、割ろうとすると、簡単に割ることができます。

さて、人間の歯は、日本刀と同じく実に良くできています。表面は硬いエナメル質で、中は弾力のある象牙質でできています。硬くよく切れるエナメル質が外側にあり、比較的柔らかいが弾力のある象牙質が中にあり、それらが強く結合していることで、容易には折れずによく噛み切れる歯になっているのです。何10億年もの長い生物進化の過程で、哺乳類はこのような歯の構造を獲得したのですが、何ともすばらしく理に適った進化の方向と言えるでしょう。

インプラントの話に戻しましょう。インプラントには決定的な欠点があります。それは、歯と歯槽骨を結ぶ「歯根膜」、あるいは歯と歯肉を結ぶ「歯肉線維」を含む「歯周靱帯」と呼ばれるものがないことです。（42ページ・図2と図4を比較してください）

図4　インプラントの基本構造

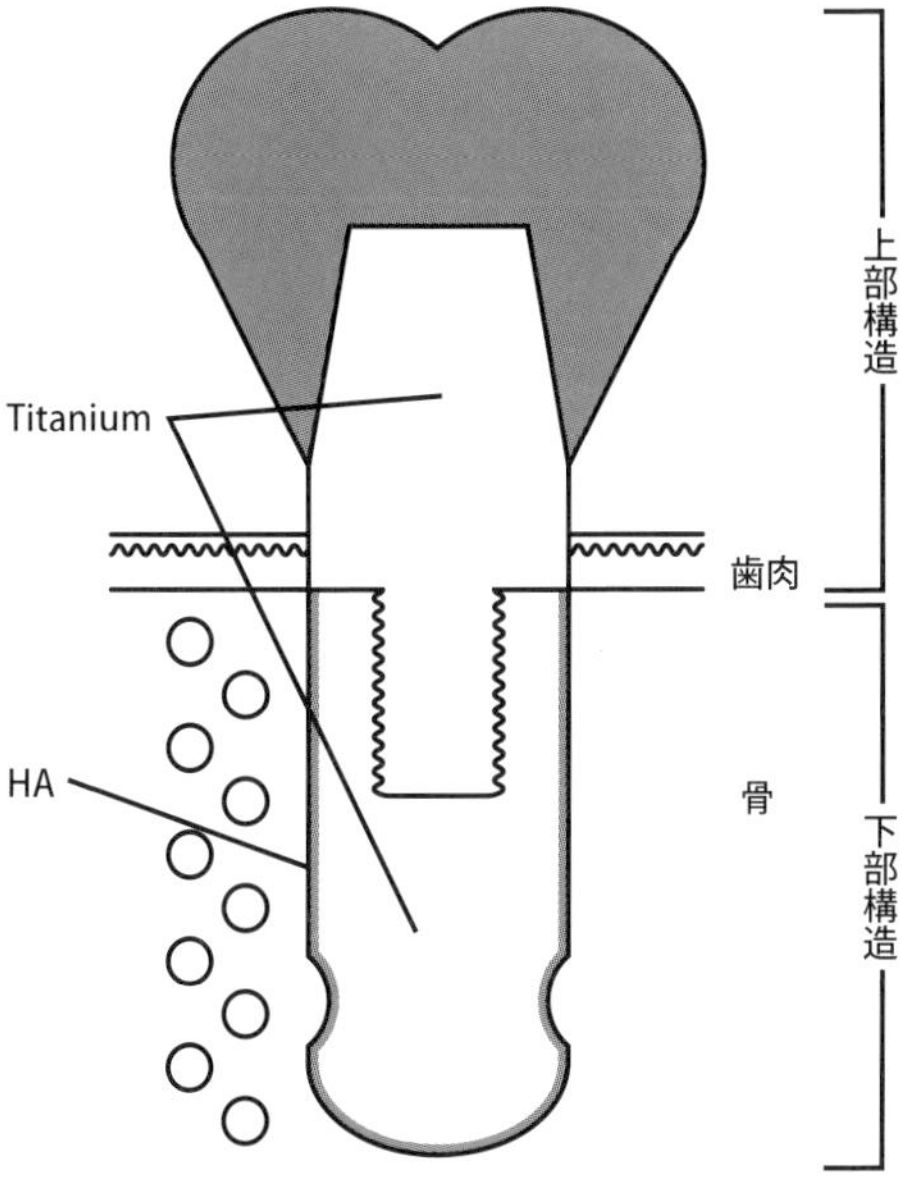

インプラントには歯根膜がなく、直接骨（歯槽骨）と結合している。
この構造は爬虫類の歯の萌え方と類似している。

インプラントには歯根膜がなく、直接、歯の周囲にある歯槽骨と結合しています。このインプラントと歯周組織（インプラント周囲組織）の関係は、爬虫類の歯と歯周組織の関係と類似しています。爬虫類には歯根膜がありません。インプラントと同じく直接骨と結合しています。その意味からも、現在のインプラントは進化の過程を遡った爬虫類のレベルでしかないということです。

様々な理由によって進化し、現在の哺乳類が獲得した歯根膜の機能は、残念ながら、人間の力では進化の歴史を何百万年も遡った爬虫類のレベルでしか再現できていないのが現状です。

「歯根膜（歯周靭帯）」については、この章の歯周病の項でも触れましたが、実は単なる膜ではありません。

歯根膜は43ページ・図3に見られるように、歯根の最外側にある「セメント質」と言われる部分と、歯根の周囲にある「歯槽骨」とを繋ぐ強靭な靭帯です。本質はコラーゲン繊維からできていますが、「シャーピー線維」と呼ばれ、その断端は一方が歯槽骨の中に組み込まれ、他の断端はセメント質の中に組み込まれているのです。また歯根膜は、場所によって力の加わる状態に応じて実に巧妙に配列しています。その構造を知れば知るほど、とても神秘的で、神のなす業あるいは進化の神秘さには全く驚くばかりです。人間の英知といえども到底神には敵わないなと思うばかりです。

歯根膜（歯周靱帯）はえらい

では歯根膜はどんな働きをしているのでしょう。

第一にはクッションの働きです。

前歯を手で揺すってみてください。少し動くのが分かります。歯周病の人は大きく動くかも知れませんが、健康な歯でも若干動きます。動かなければクッションの働きをしません。インプラントには歯根膜がありませんから、このクッションがないのです。かみ合う対咬の歯があれば、それがクッションの役割を多少肩代わりしてくれますが、どちらもインプラント同士だと、カツカツして味気ないものです。また顎の関節や筋肉の負担が多くなるでしょう。インプラントの歯の部分を陶材で作ると割れやすいのです。それもクッションがないためです。

第二はセンサーの働きです。

歯根膜にはセンサーがあり、噛む強さをコントロールしています。また歯ごたえや歯ざわりと言った感覚を人に感じさせます。特に前歯は他の歯よりもセンサーの感覚が鋭くできています。

一般に人間は目で見ることで、この食べ物が何であり、どんな味がして、どんな硬さかを経験で知っています。しかし、知らないものを食べる時には、恐る恐る前歯で咬みついて、瞬時にその食べ物の性状や硬さを理解し、どのくらいの力で噛めば良いかを判断します。その証拠に、ご飯の中に石が混じっていた場合には、その石を噛んだ時に、ガリッと歯が痛くなるような経験を誰もがしているはずです。それは、ご飯を食べる時には無意識のうちにご飯に適した強さで噛んでいるところへ、急に硬い石を噛んだために歯根膜に強い刺激が加わったためです。ところがオカキのような始めから硬いものを噛み砕く時には、そんなことはないでしょう。オカキの硬さを経験的に知っているので、始めから噛む力を脳がコントロールしているからです。しかし、見知らぬ物を食べる時は最初に前歯で咬みつき、その情報は主として前歯の歯根膜のセンサーから脳へ送られ、脳からは即座に噛む強さを調節する指令が筋肉に送られるという仕組みになっています。そのために前歯のセンサーの感度が鋭い必要があるのです。人類がまだ野生だった頃には現在よりもずっとこのセンサーが活躍していたことでしょう。

インプラントにはこのセンサーがないので、噛む強さのコントロールが充分にはできません。その結果、噛む筋肉が疲れてしまい、頭痛や肩こりなどの症状を引き起こすこともあります。大抵の場合は残りの歯が代償的に補ってくれますので、実際に問題が生じることは多くはありません。しかし、非常に長い間、たくさん歯が抜けているまま放置していた場合などは、そこにインプラントをすることで、いわゆる顎関節症（顎機能不全症）の症状が顕在化してくることがあります。

一方では歯根膜のクッションがないので、噛む力が大きく、「なんでもバリバリ食べられ大変具合が良い」と言う人が大勢いることも事実です。


第三には、歯周病菌の感染に対するバリアの働きがあることです。

これが歯根膜（歯周靭帯）の働きの中で最も大切な役割です。歯根膜のある天然の歯でも、プラークコントロールをちゃんとしないと歯周病になります。人間の身体は、歯や毛穴、爪など、体の中から外界に出ている所は、全て細菌との戦いの場であると言えます。特に外界の物を食べ物として取り入れる唯一の入り口である「口」は、細菌との激戦場と言えます。ですから口の中の清掃を放ったらかしにしておいて、どんどん蔓延《はびこ》る細菌の数をコントロールすることができなければ、天然のバリアである歯根膜さえ破られて、歯周病になり、結局、歯が抜けてしまうことになります。

インプラントはこの歯根膜がないのですから、細菌数を常に減らす、徹底したプラークコントロールが必要です。インプラントが長持ちするかどうかは、ひとえにこのプラークコントロールが上手く行くかどうかにかかっていると言って過言ではありません。

それでもなぜインプラントなのか

このように長所も短所もあるインプラントですが、現在の科学ではインプラントの機能に匹敵できるものはありませんので、必要な場合には極めて有効な咬合回復の手段となり得ます。

もう1つ大事なことを付け加えなければなりません。

「歯を失うと、その歯が支えていた噛む力の負担（数十キロ）を、残りの歯が負担しなければならない」ということです。歯を失うと、残りの歯は自分の受け持つべき負担より、過剰な負担をしなければならず、その結果、長い目で見れば、早期に次の歯を失う結果になりやすいと言えます。重症の歯周病の人では特にそうです。歯周組織つまり歯を支える組織が破壊されていますから、たとえ歯周病を治療したとしても、元の完全な歯周組織にまで再生することは現在の科学では期待できません。

歯を失うことが次の歯を失う引き金になる、この悪の連鎖を断ち切るのは残念ながら今のところインプラントしかありません。なぜなら、歯を失った所を補う補綴治療は、あらゆる装置が、多かれ少なかれ、残っている歯に負担を強いるからです。唯一、インプラントのみが残りの歯に負担をかけない治療法であると言えます。

「インプラントは一生持ちますか」とよく聞かれるのですが、答えはノーでもあり、イエスでもあります。その人が、20代か30代の人であれば、答えはノーです。そもそもそんな若くして自分の歯を失っているのであれば、その人は歯を失う原因を持っているか、持っていたのです。そんな人がそのまま生活習慣を変えることなく、あるいは口腔内の環境を変えることなくインプラントをしたとしたらすぐに駄目になってしまうでしょう。天然の自分の歯よりもずっと欠点があることは前述しました。

このように考えた場合にも天然の歯がいかに優れていて、人間の英知などというものは、まるで神様に及びも付かないものであると思わざるを得ません。天然の歯は、どんな人間にも金持ちにも貧乏な人にも皆に平等(遺伝的に歯牙欠損のある人を除き)で、かつ共通の決してなくしてはならない貴重な財産なのです。

私はインプラントには数々の欠点があるものの、歯を失うことが次の歯を失う原因となるのを少しでもなくし、残りの歯を10年でも20年でも30年でも救うことができれば、たとえインプラントが駄目になったとしても、その役割は充分に果たせたことになるのではないかと考えています。死んだ後まで歯がある必要はありません。死ぬ直前まで自分の歯を持ち、自分の口で食事ができることが重要なのです。

失った歯の役割を義歯で完全に補うことは不可能です。もちろんインプラントにもできません。しかし、天然の歯にどのくらい近いかというと、義歯とインプラントでは全く違います。患者さんの満足度からもその辺りのことは充分に理解できますし、義歯をしてみた私の体験からも、はっきり断言できます。

インプラント治療と、歯科医師の覚悟

歯科医師の医療技術には、ピンからキリまであるでしょう。同じインプラントをしても上手な人もいれば下手な人もいるのは当たり前です。現在の人間が神様の領域に近付けない以上、**インプラントのメリット、デメリットを正確に説明し、且つ、治療後の対応を誠実に行ってくれるかどうかこそが、良い歯科医師であるかを判断する材料になるのではないでしょうか。**

さらに言えば、インプラントをしてから20年か30年を経て、80歳や90歳にもなったインプラントをした患者さんの様々な後始末を自分の医院でできるのかどうかということです。高齢になり様々な疾患を持つ患者さんの、例えば酷いインプラント周囲炎を起こしてインプラントを除去しなければならない場合（自分の歯を抜歯するのも同様ですが）や、病気や寝たきりになり自分でプラークコントロールができない状態になった時に、その歯科医師が自院でどこまでフォローできるかということです。

インプラントをするなら、そこまで責任をとる気持ちがなければならないと思います。これこそが歯科で1番の課題だと思います。30年経てば自分も30歳年を取るのです。

いつもやりっぱなし。私はこうやった。こんなことができる。あんなこともできる。でもその後、何十年か経ったら、その責任は誰が持つのでしょうか？

こういう所をひとつひとつ改善していくことが国民の信頼を得ることに繋がり、結果として、歯科医師の社会的地位の向上にも繋がると思います。そして、歯科医療に関して国民を幸福にすることにも繋がるのではないでしょうか。

自分で義歯をしてみて分かったこと

私の左下の第一大臼歯は最近抜歯しました。私が小学校高学年の時に、唯一治療を受けた歯です。抜歯後は、経験のために敢えて義歯にしてみました。本当に小さい義歯です。でもこの義歯をしてみて、様々なことが分かりました。とても良い経験になりました。

義歯の長所は自分の目で見ながら、自分の手できれいに清掃できることです。そう思っていましたが、これが結構大変で、自由に外してきれいに清掃できないのです。

自分の家や、部屋で食事をするのならすぐに外して清掃できますが、現代の生活では、それが自由にならないことがしばしばあります。私のような生活を送っている者は、特に昼食や夕食のほとんどが外食になります。そこでは食事の直後に義歯を外して清掃することなど不可能です。日頃、義歯の患者さんには、「食事をしたらすぐに外して義歯も自分の歯もきれいに洗いましょう」と指導しています。そんなことは無理な場合が多いことに気付きました。

私の場合はとても小さい義歯ですので、食事の後すぐに外して、ポケットにしまってしまうことが可能です。そうしないと、前後の歯がムシ歯になってしまう可能性が高くなるからです。大きいと、人前で人に知られずに外すことなどできないでしょう。

私は普段、お菓子などの甘い物は一切口にしませんが、料理の中にはかなりの量の砂糖が使われていることが多いのです。そのため知らず知らず砂糖を口にしてしまいます。ですから食事をした後には、すぐに清掃しないと、義歯を支えている前後の歯をムシ歯にしてしまう可能性が高くなります。また、義歯の歯茎部分の下には、どうしても食物残渣が残りますので、食事の後はすぐに外したいのです。しかし、現代の人間の生活様式の中では、食事の後すぐに清掃したくてもできない状況が多くあることがよく分かりました。

私の義歯は1cm余りの小さいものです。ポケットに入れ、後できれいにすることができますが、どのポケットに入れたか忘れてしまうことがよくあります。特にお酒を飲んだらもう駄目。次の日にないない探しが始まります。3つ持っているので、1つなくしても、別の義歯があるのですが、それでもなくした時は必死で探します。

ある時にはついに探し出せず、諦めてもう1つの義歯を使っていて、いつものように食事の後はワイシャツの胸ポケットに入れておきました。後ほど取り出して洗おうとしたところ、何とポケットには義歯が2つ入っているのです。このワイシャツは胸のポケットに義歯が入ったまま洗濯屋に行き、そのまま帰ってきたらしい。この時は自分でも本当に驚きました。

義歯の最大の欠点はこの辺りにあると思いました。自分で義歯をするまでは思いもしなかったことです。

歯の欠損を放置しておくとどうなるか

どんな小さな義歯でも、装着しないで放置しておくと、後ろの歯が前のほうに寄ってきて、かみ合わせに変化が生じます。また、かみ合わせるべき反対の歯が伸びてきて様々な不都合を生じることになるので、抜きっぱなしで放置することは非常に良くないことです。その意味では早急にブリッジをしたほうが良いのでしょうが、ブリッジにはブリッジの欠点があります。それは前後の歯を多少なりとも削らなければならないということです。

現在は接着剤が進歩してきて、健全な歯であれば大きく削ることなくブリッジを作ることは可能です。しかし、歯はできるだけ一切手を付けず、全く健全のままの歯が一番長持ちするのです。その意味からするとブリッジにはそれなりの欠点がある訳です。だからといって、今の人間の生活環境では、私のように例えお菓子類やジュースなど一切摂らないとしても、義歯をし続けてムシ歯にならない保証はありません。

それに、やはり義歯は面倒です。義歯をしてみて、義歯の患者さんの気持ちがよく分かりました。

結局抜歯になった、たった1本の歯が引き起こしたこと

私のこの左下の第一大臼歯には、これまでもいろいろの因縁があり、そのお陰で歯科医師としての経験を積むことができた歯でもあります。

実はこの歯の前方の歯、つまり第二小臼歯がムシ歯になり、同級生に治してもらったのが、大学院1年生の時でした。その後10年ほどして、この辺りがなんとなく冷たい物が沁みるようになり、どう血迷ったか、その後ろの第一大臼歯（このたび抜歯した歯）の冠を外してもらって、磨きやすくしたのです。しかし、数年後、カートに乗ってラウンドするゴルフをしている時に、強烈な気分の悪さと頭痛を感じました。なんと側頭筋が痛むのです。側頭筋は物を噛みしめる時に使う筋肉です。ガムを長時間噛んだり、イカの燻製などをたくさん食べると、コメカミが痛くなるのを経験された方もたくさんいると思いますが、そこが側頭筋です。

それからというもの、しばしば頭痛と気分の悪さ、倦怠感に襲われ、いつも自分が治療をしている顎機能不全症（いわゆる顎関節症）ではないかと考え、上顎の歯に咬合挙上床副子という、かみ合わせを調べるプラスチック製の装置を作りました。その装置に慣れるまで時間が掛かりましたが、調整を繰り返していくと、自分の顎が微妙にずれていることが分かりました。夜、装置をはめて寝るのですが、朝外すと「何だこれは！」と思うくらいかみ合わせがずれていて、まともに噛めないのです。大げさに言えば天地がひっくり返ったぐらいに感じます。実際にはほんの僅かなズレなのでしょう。しかし、装置を外したままでいると、そのかみ合わせの異常感は5分もすると感じなくなり、顎の位置が元の状態に戻ってしまうのです。

このようにして、自分で自分のかみ合わせの治療を進めて行くうちに分かったことがあります。

1. 左下第一大臼歯の冠を除去したまま放置したため、隙間を埋めるようにこの第一大臼歯、及びその後ろの第二大臼歯が前の方に移動した（図5の①②）。
2. 冠を除去したこの第一大臼歯、及びそのかみ合わせの相方である左上の第一大臼歯が伸びてきた（図5の③④）。その結果、いつの間にか今まで噛んでいなかった歯がかみ合うようになっていた。
3. しかし、それは今までのかみ合わせと異なるものだった。
下の第二大臼歯が前に移動し（図5の②）、上の第一大臼歯が伸びたことにより（図5の④）、この2つの歯が斜面で滑るようにかみ合った結果、微妙に以前のかみ合わせと異なり、下顎がずれていたのです（図5の楕円）。
4. 結果として、下顎を支える筋肉に無理がかかり、頭痛として症状を現してきたと考えられます。

図５　私の左下の歯列を横から見た絵

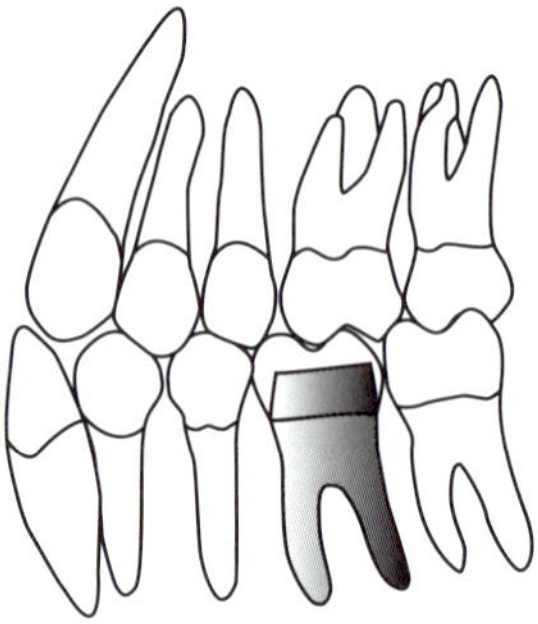

左下第一大臼歯には冠が
入っていた。

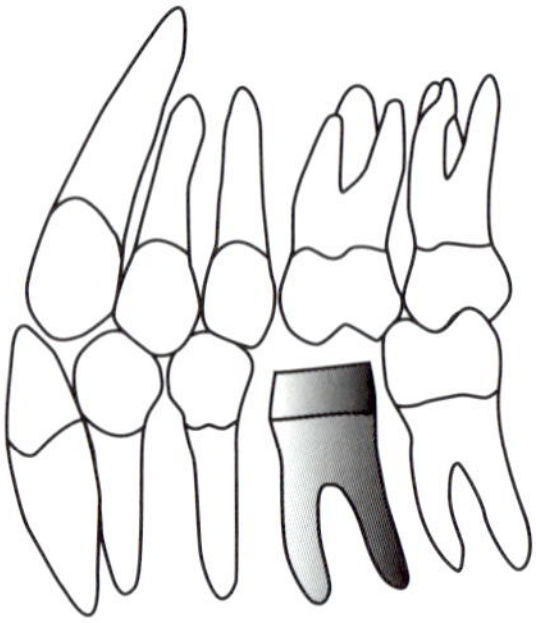

冠を外したまま放置した。
その結果･･･

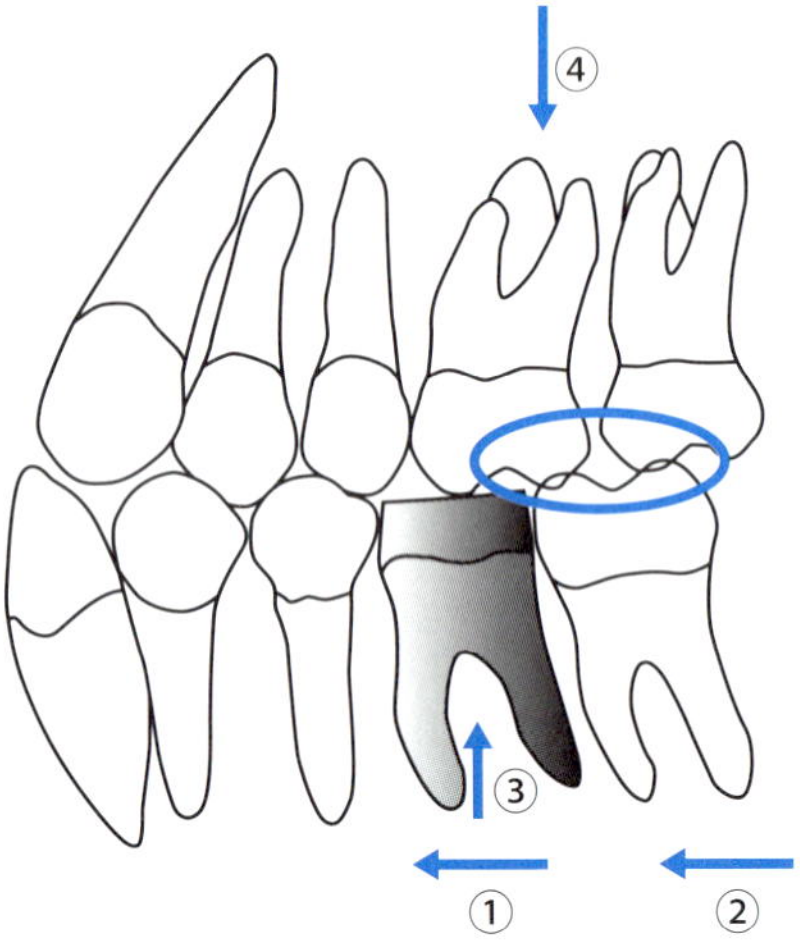

この時期はとても気分が悪く辛い時期でした。自分でかみ合わせの治療もしたのですが、なかなかしっくり来ず、鬱々とした状態でした。

でも、ある時から急に気分が晴れました。それは、日之出歯科診療所の職員皆でニセコに旅行をした時のことです。

この病気は、乗り物が一番良くありません。バスで旅行をしたため気分が著しく悪いのです。目的地に着いた後、熱心に、しつこく誘われ、こちらは気分が最悪ですので断っていたのですが、ついに嫌々ながらテニスをすることになりました。ところが、テニスを終えてみると、信じられないほど気分が爽快になり、今までの不快感は何だったのかと思えるほどの躁な気持ちになりました。今までの暗雲が一気に晴れ渡った、爽快な気分だったのです。人間の気分というものは不思議なもので、原因がよく分からず、治るものかどうか分からない時には、不安で塞ぎ込んでしまうのですが、一旦その先に光明が見えると急に元気になるものらしい。この時から、全体に鬱状態にあったものがすっかり回復したような気がします。おそらくは、運動をすることによって血液の循環が良くなり新陳代謝が活性化し、筋肉に溜まっていた老廃物である乳酸が一気に運び去られたことで、様々な不快症状が改善したのではないかと想像します。

その後、長い間それほどの不自由もなく過ごしてきました。しかし数年後、左肩が異常に凝り始め、私の脳のＭＲＩ所見（第３章で詳述します）とも照らし合わせ、抜歯することにした訳です。抜歯をして、小さくとも義歯をしてからは異常な左肩の凝りはなくなりました。科学的に説明することはできませんが。

私が一時、自分の不養生で苦しんだ症状を呈したものは一般的に「顎関節症」、あるいは「顎機能不全症」とも言われているものです。この経験以来、患者さんには治療したり抜歯をしたりする歯があってもできるだけ早く、できればその日のうちに仮歯を作り、見かけだけではなく、かみ合わせをも回復するように心がけています。

恥ずかしながら、自分の不養生に基づく経験をお話ししましたが、たった１本の歯が引き起こす悲劇を知ってもらいたいと思い、敢えてお話しした次第です。

世の中の人々にはたった１本の歯を失うだけではなく、多くの歯を失った人がたくさんいます。その結果、私がたった１本の欠損で経験したよりも、さらに甚大な様々な症状を、自分の歯がなくなったためとは露も思わず、年のせいにしたり、あるいは原因も思い付かずに耐えてきた人が多くいると思います。このような身体の不調の全部がとは言いませんが、そのうちの幾分かは私が経験したようなことが原因ではないかと思います。

野生動物の食と死

野生動物の一生はそのほとんどが食料の獲得に費やされます。寝ることと生殖以外全てが食べることに費やされていると言って過言ではないでしょう。おそらく古代人もそうであったと思います。生きることとはつまり、食べることに他ならないのです。食べること、「食」が命の根源であり、生きることは即ち食べることであり、噛むこと、咀嚼、嚥下、消化、吸収ができなければ生きてはいけません。生存競争に勝つことができず、子孫を残すこと、進化をすることもできないことになる訳です。

基本的には生物、動物である人間においても、食べること、「食」は根源的に重要なことです。「食」の確保が余りにも容易になった現代の日本においてさえも「食」は相変わらず最重要課題です。歯を失ったなら、食べられずに死ぬでしょう。

私が失った、たった1本の歯でもなくなると、物がよく噛めません。しかもそれを補うために作った小さな義歯も、人工臓器とはいえ、以前の天然歯の持つ機能や構造、使いやすさとは程遠く、悲しいほどの能力しかありません。多くの人が、私よりもっと多くの歯を失って苦しんでいることを思うと、残念で堪りません。

第3章　命を救う歯科医療

歯科で入院施設を作るということ

自分が病気になった時のことを思えばお分かりのように、病気になった時には病院に行くでしょう。また、病状が酷い時には入院するか、夜間などには往診してもらうこともあります。これは皆さん当たり前のような気がしています。「医科」では当たり前でしょう。しかし、「歯科」となるとどうでしょう。病院（診療所）に行く、つまり外来に行く以外想像できないのではないでしょうか。今ではその他に高齢者に対しては往診（訪問診療）をしている所も結構あります。しかし、歯科で入院となるとどうでしょう。ほとんどの人が「えっ！歯科で入院？」と驚きます。

医療法人仁友会 日之出歯科診療所は開設以来、今年（平成30年）で56年になります。私は創業者ではなく、創業者の3先生方とは大学の同窓ですが血縁はありません。世代で言えば私は2世代目です。

日之出歯科には開設以来、非常に多くの患者さんが来院されています。私が勤めた時（開設20年目）ですでに一日の来院患者数は２００人から３００人ほどでした。

そのような経過の中で40年ほど前からは、外来通院できなくなった方には往診（訪問診療）で対応して来ました。それが徐々に増えて年に延べ数千回にもなりました。

しかし、やればやるほど、外来や訪問診療だけでは充分な治療ができない人がいることに気が付きます。外来に通院することもできず、訪問診療では満足な治療をすることができないこれらの人に対しては、入院設備を作り、入院下で医学管理をしながら歯科治療をしなければ救えない。そんな人々が世の中には大勢いることを知りました。

そこで、10年もの歳月をかけて「入院設備」のある「日之出歯科真駒内診療所」を作る準備をしました。

本院の日之出歯科診療所は、当時から診療イスが28台（現在は40台以上）もある大きな診療所であったとはいえ、テナントビルの中にあるため、入院用のベッドを設置することや、障害者や高齢者・有病者のために不可欠な搬送・通院に必要な駐車場が確保できません。やむなく、別の場所に作ることになりました。

歯科医師の養成

この入院施設を作るに当たってまず行ったことは、歯科医師の養成です。日之出歯科診療所の歯科医師たちと共に、「我々の考える歯科医療のあるべき姿」を頭の中に形成することでした。次にはそれに基づく知識と医術を歯科医師および、歯科衛生士をはじめとするスタッフ全員が習得することでした。特に高齢者や重症な疾患がある有病者、様々な障害がある障害者などの勉強を、診療の傍ら早朝に行いました。

その上で、真駒内診療所に行く者は歯科医師もスタッフも、全て厳しい修練を積んだベテランで固めました。若い歯科医師でも多くは5年以上の研修及び診療経験を積んでいます。また、歯科衛生士も長い者では20年以上の経験者を連れて行きました。

さて、平成5年3月にオープンしてすぐに、待ちかねたように多くの入院患者さんが来院しました。ところが、入院を受け入れてみて驚きました。これが歯科医の浅はかな所というか、教育されていない悲しさの典型だと思いました。

入院とは生活を医療に持ち込むこと

《トイレ》

1つしかない障害者用のトイレに患者さんが並ぶのです。6室ある病室のうち4つにはバストイレが付いているにも関わらずです。その理由はすぐ分かりました。

各病室に設置したトイレ付ユニットバスには、僅かですが段差がありました。床面を低く掘り下げて設置すべきものが、でき上がった床にそのまま置いたものですから段差ができたという訳です。コンクリートを壊し、床を掘り下げようとしても梁《はり》があり不可能です。そんな訳で、ついに段差があるトイレと浴室ができ上がったのです。

なお悪いことに、このユニットバスには手すりがなく、後で取り付けようにも相手がプラスチックなので強度の関係で取り付けられないのです。仕方なく壁材までボルトを通して手すりを取り付けましたが、段差だけはどうにもなりませんでした。今では障害者用のユニットバスもあるのでしょうが、当時はそのようなものはありません。現在では当初あった4つのユニットバスのうち1つしか残っていません。

また、初日からオムツやオマルの人がいます。通院できない人を治療するのですから当たり前といえば当たり前ですが、やはりそこまで頭が回らなかったのは事実です。

口腔外科手術のために入院している若い人と同じ部屋に入院させることはできないでしょう。つまりは満床にすることはできない結果になります。

人間が生きていくこととは、根源的に「食べること」と「出すこと」だ、としみじみ思うことになりました。歯科医が下《しも》の世話まで考えなくてはならないとは、心底思ってもいませんでした。本当に衝撃的なことでした。

《汚物流し》

1年ほど経ってから、看護師が訴えてきました。「先生、オムツの便を流すには、トイレの便器では狭くて、汚物が周りにこぼれてしまい、うまく処理できないので汚物流しを作って欲しい」と。汚物流しは縦横60cmほどの陶器でできたものです。その給水管や配水管を通すためには作ったばかりのコンクリートの建物に穴を開けなければなりませんでしたが、こちらのほうも作りました。

現在は、院内に2ケ所ある障害者用のトイレもその頃は1つで、そこに汚物流しを設《しつら》え、尿瓶《しびん》置き場も拵《こしら》え、オマルも置くという具合で、開設当時は妙に広いなと感じた障害者用トイレも、今はすっかり狭くなった感じがします。

歯科で下《しも》の世話をすることになるとは本当に思いもしなかったことでした。**設計の**

段階で看護師が加わっていなかった結果です。

《風呂》

お風呂にも同じような経験があります。

実は、たとえ入院施設がある診療所（有床診療所）であっても、当時の法律では診療所は48時間規制というものがあり、入院は基本的に48時間を超えてはならないという決まりがありました（現在は医療法が改正され、診療所の入院48時間規制はなくなりました）。48時間なら風呂は要らないだろうと思い、ユニットバス以外の風呂は作りませんでした。ところが、口腔外科関係の患者さんを除けば、48時間以内で治療を終えて退院させることなど、ほとんどできないのです。

入院して治療をするといっても一日中、口を開けて治療をすることなど不可能です。様々な疾患を持つ人にとっては体力的にも勿論、精神的にも耐えられることではありません。午前中1回、午後に1回治療をすることになる訳ですが、1回の治療時間はそれほど多くは取れません。身体的に健康な方でも1回の治療に数時間かかり、それを毎日繰り返し行うなど、耐えられるものではないことが想像できるでしょう。

ですから、入院して一気に治療をしようとしても、私たちにはそれが可能でも、患者さんはそれを受け入れることができないのです。したがって、入院日数が延びることになります。体力がなく、しかも歯がたくさんあり、治療する所が多い人は1ヶ月になることもあります。

歯周病が酷い人の治療も、長引きがちです。毎日マンツーマンで教えても、自分できれいに正しく歯ブラシができるようになるには時間を要するからです。教えられて分かることと、自分でできるようになることとは別です。正しくきれいに磨けるようにならなければ、歯周病は治りません。手の動きに障害があれば、なおのこと難しい。障害がある患者さんに対して、個別の歯磨き法を考案することになります。

こうして、想像よりも入院期間が長くなり、48時間で退院させることなどとてもできない患者さんが多くなりました。結果、お風呂が必要になったという訳です。

ユニットバスがある部屋もありますが、前述したように、そこは健康な人しか使えません。せめて髪ぐらい洗いたいという人のために、シャンプードレッサーを新たに設置しました。でも結局、共同の風呂が必要ということになり、1500万円をかけ、ベッドをひとつ潰し、コンクリートの床に穴を開け、障害者用の浴室を作りました。新築して1年も経たない改装でした。

歯科の入院は障害のデパート

こうして試行錯誤の連続で歯科の入院施設ができたのです。ほぼ落ち着くまでには5年の歳月を要しました。

開設当時、一緒に仕事をしていた看護師長は、心臓外科手術室勤務も経験のあるベテラン看護師でしたが、この人がしみじみ言っていました。「この診療所の入院患者は障害のデパートだ。何でもある」と。彼女が言うには、脳外科なら脳外科患者の特有の障害がある。心臓外科なら心臓外科でやはり特有の障害がある。その障害に対して看護をすることになります。でもここは障害のオンパレードで、あらゆる障害に対処しなければならない。10人いれば10人全て、障害の部分も分野も程度も違うと。

それもそのはずです。高齢で慢性の病気がある人は本来、社会においては介護サービスを受ける領域の方が多いのです。病気があるとはいえ、ある程度落ち着いた状態であり、突発的なことがない限り、医療ではなく介護の対象になる方たちです。実際に治療を要するような疾患を持っているならば、歯科的に緊急の治療を必要としない限り、医科での治療を優先するからです。

ですから、看護師にしてみれば、現在治療している部分の看護ではなく、それ以外の様々な高齢者、障害者であるが故の障害部分に対する介護が多いことに戸惑ったのでしょう。例えば、お風呂に入れない人を入浴させるのは、昔は看護師でしたが今は介護福祉士かヘルパーさんです。でも歯科治療といえどもれっきとした治療中の患者さんですから、看護の対象になる訳です。看護師長はそこに驚いたのだと思います。

歯科のことで、こんなに多くの人々が悲惨で、苦しんでいることを知り、また、治療が進むにつれて患者さんの表情や人格までが劇的に変わる様子を見て感激し、本当に一所懸命看護をしてくれました。

歯科は命を救う医療
生きるとは食べること

歯科が命を救う医療だって?どこが命を救う医療なんだ、と叱られるかも知れません。でも実際、命を救われたとたくさんの患者さんから感謝のお言葉をいただき、また、たくさんの感謝のお手紙をいただきます。

《食べることこそ人間性を回復させるカギ》

1．山川智さん（仮名）の場合

山川さん（75歳）は長い間お付き合いをしている患者さんです。15年ほど前に、よく噛めないことを主訴に来院されました。数本の歯しか残っていませんでしたが、その数本の歯を使い、しっかりとよく噛める特殊な義歯を装着しました。この特殊な義歯は非常に安定がよくガタツキがないため、何でもよく噛め、大変満足していただき、山川さん自慢の義歯でした。もちろん保険適用のものではありません。

その後もお口のケアのために、年に数回来院していましたが、久し振りに外来に見えました。その時の容貌、歩き方やお話の仕方、表情は、以前とは全く異なり、通院にもお姉さまに付き添われてきました。ひとりでは歩けませんし、老人性の認知症もあるのか、お話もほとんどできない状態でした。お姉さまに尋ねると、1年ほど前に脳梗塞で倒れ入院していたとのこと。それにしても1年ほどでこんなに人格まですっかり変わってしまうことなど考えられないものですから、さらに尋ねると、その病院では手術の時からずっと義歯を外されたままで、しかも、退院して半年ほどになるが、その間も義歯を入れられなかったそうです。

歯というものは、隣に歯がない場合や、かみ合わせる歯がない時には、驚くほど移動します。入院中、義歯を外された状態だったものですから、退院後に義歯を入れようとしても入る訳がありません。さらに入院中は、口腔管理が行き届かず口腔清掃不良だったため、残った歯もムシ歯や歯周病が酷くなっていて、とても噛める状態ではありません。通院することは難しい状態で、かつ短期間で口腔機能の回復をする必要があったので、入院して治療をすることにしました。

抜歯すべき歯は抜歯し、治療すべき歯は治療し、できるだけ早く新たに違う形の義歯を装着しました。歯の数が以前より少なくなりましたので、以前ほどではないにしても、治療前に比べると格段に物が食べられるようになりました。そうして咀嚼訓練と嚥下機能訓練をした後、退院です。退院後ひと月ほどしてから自分ひとりだけで外来においでになった山川さんは、見違えるようにお元気になり、表情も動きもお話の仕方もすっかり以前の山川さんに戻っていました。

なぜこれほど急速に回復したのか医学的に証明はできませんが、自分の口で食べ、咀嚼し、嚥下することができるようになったことが大きく影響していることは疑いの余地がないでしょう。しかし、このような例は枚挙に暇がないほどたくさんあります。

山川さんは、その後も定期的に検診のため元気にお一人で通って来ています。

2．山本健治さん（仮名）の場合

《脳膿瘍《のうのうよう》の原因は重症の歯周病だった!?》

これは本当に命拾いをした話です。山本さん（65歳）はお店をしています。かなり重症の歯周病の持ち主です。特に上の歯は全てが酷くグラグラです。歯周病の治療にはきちんと歯を磨くということも含めて、自分でプラークコントロール（歯磨きを主とした口腔清掃管理）ができなくてはなりません。これがなかなか簡単なものではないのです。ブラッシングひとつとっても、たとえ技術的には上手に磨けるようになったとしても、それを食事のたびごとに毎回磨くことは、日本の生活習慣としても難しいものです。山本さんも歯石を一通り取り終え、炎症がある程度消退すると来院しなくなるということを2年ほど繰り返していました。

ところがある時、車を運転中になんとなく体に違和感を覚えました。お店に着いてコーヒーを飲んでいると、左手に持っているコーヒーカップからコーヒーがだらだらとこぼれているのを、お店の従業員に指摘されました。本人には感覚がなかったのですが、すぐに脳の病気だと気付き、従業員に運転してもらい、近くの脳外科を受診することにしたのです。その車の中で全身の激しい痙攣を起こし、意識を消失してしまいました。自分で車を運転して行ったなら、今頃は自分の命がなかっただけではなく、不幸にも何の関係もない誰かを道連れにしていたかも知れません。従業員の運転で病院に駆けつけたのは賢明でした。

病院では、はじめ脳腫瘍を疑ったのですが、検査の結果、「脳膿瘍」と診断されました。「脳膿瘍」とは脳の中に何らかの原因で細菌が入り込み化膿する病気です。一般的には脳の中には「血液脳関門」というものがあり、細菌のような大きなものは容易には脳には入り込めない仕組みになっているのですが、まれにこの血液脳関門をくぐり抜け膿瘍を発症させることがあるようです。脳腫瘍を疑われた症例の中に2～3％の割合で脳膿瘍が見られるそうです。

この方のお友達が脳外科の医師をしているそうで、手術をするならその友人にやってもらいたいと、転医をして手術を受けました。その結果はやはり脳膿瘍で、大量の膿が出たそうです。その膿の細菌培養検査をしたところ、2種類の嫌気性の「口腔内常在菌」が検出され、そのうちのひとつは歯周病を引き起こす原因菌の代表的なものでした。

この方には、歯周病がどうしてできるか、どうしたら良くなるか、嫌気性菌についての説明も詳しくお話をしていましたので、本人も直ぐにピンと来たらしく、歯周病を放置しておいたからだ、と思ったそうです。そのことを友人である脳外科の先生にお話しすると、その先生もその可能性が高いと認め、私の所に歯周病の治療をよろしく頼むとお手紙をくださいました。同時にCTとMRIの写真も送ってくれました。右の頭頂部に近い所に大きな膿瘍がある（写真1）、凄まじい写真映像でした。脳の凡そ4分の1ほどが、炎症のため浮腫に陥っています（写真2）。

人間の体の中には袋状に隙間がある所が意外と多くあります。人間の発生段階では胎児の時、様々な所で、組織と組織がくっ付き、癒合して人の体ができ上がっていきますが、一部癒合不全で、くっ付き方が不十分な所ができる場合があります。体のどこかに感染源があった場合、そこの細菌が血流に乗って全身を回り、このような間隙や空胞状の所に細菌が落ち込み、そこで繁殖し膿瘍を作ることが想定できます。つまり袋状の嚢胞《のうほう》に細菌が落ち込み、化膿して膿瘍になると思われます。通常は血液中にあるリンパ球や白血球などの免疫細胞による感染防御機構が働くのですが、袋状の所には血流が届きづらく、結果として感染防御機構が働かなくなり、感染が成立することが考えられます。

山本さんは「改心して一生懸命治療に励みます」と言い、その後真面目に通院し、プラークコントロールも熱心に行うようになり、酷くグラグラだった上の歯も歯周病とその他の歯科治療ですっかり良くなり、20年経った今でも何でも噛めています。

写真1

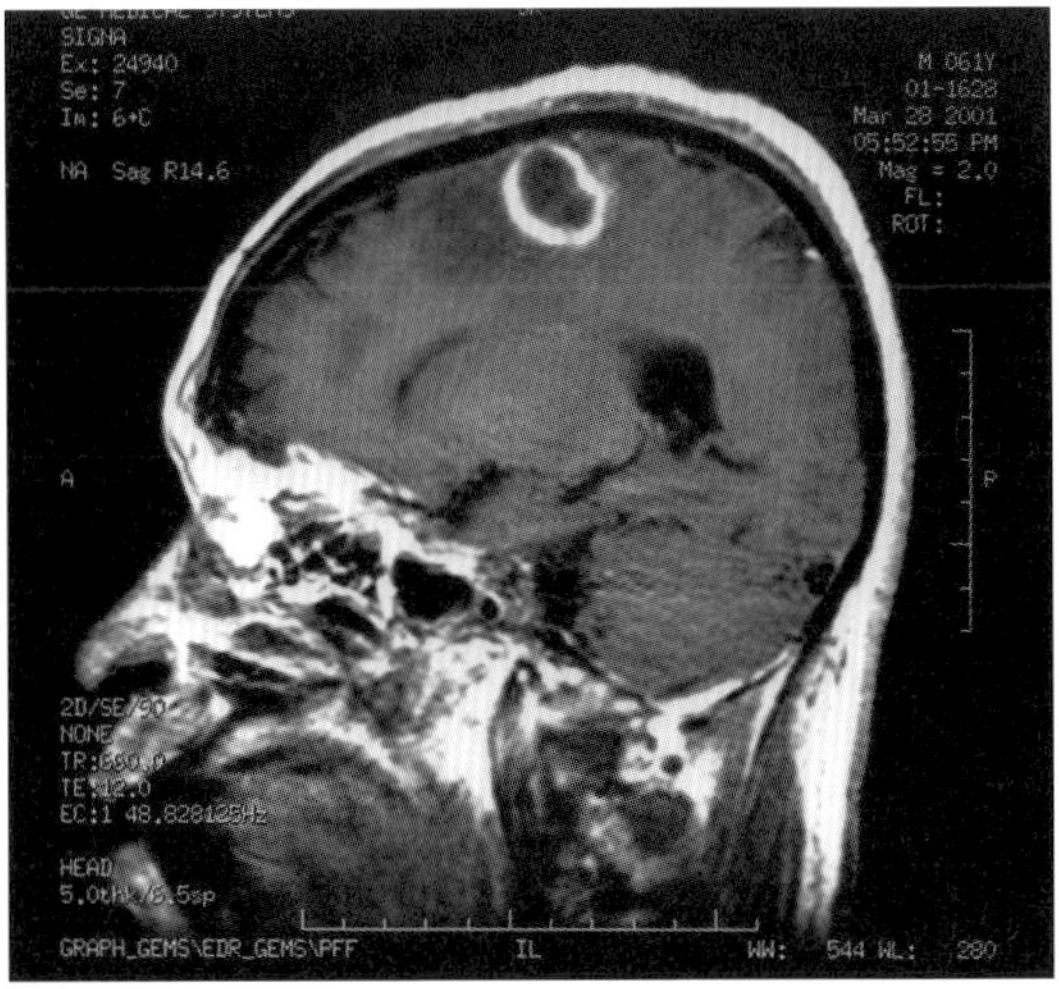
SIGNA
Ex: 24940
Se: 7
Im: 6+C
NA Sag R14.6
M 061Y
01-1628
Mar 28 2001
05:52:55 PM
Mag = 2.0
FL:
ROT:
A
P
2D/SE/90
NONE
TE:12.0
HEAD
GRAPH_GEMS\EDR_GEMS\PFF
IL
WW: 544 WL: 280

写真2

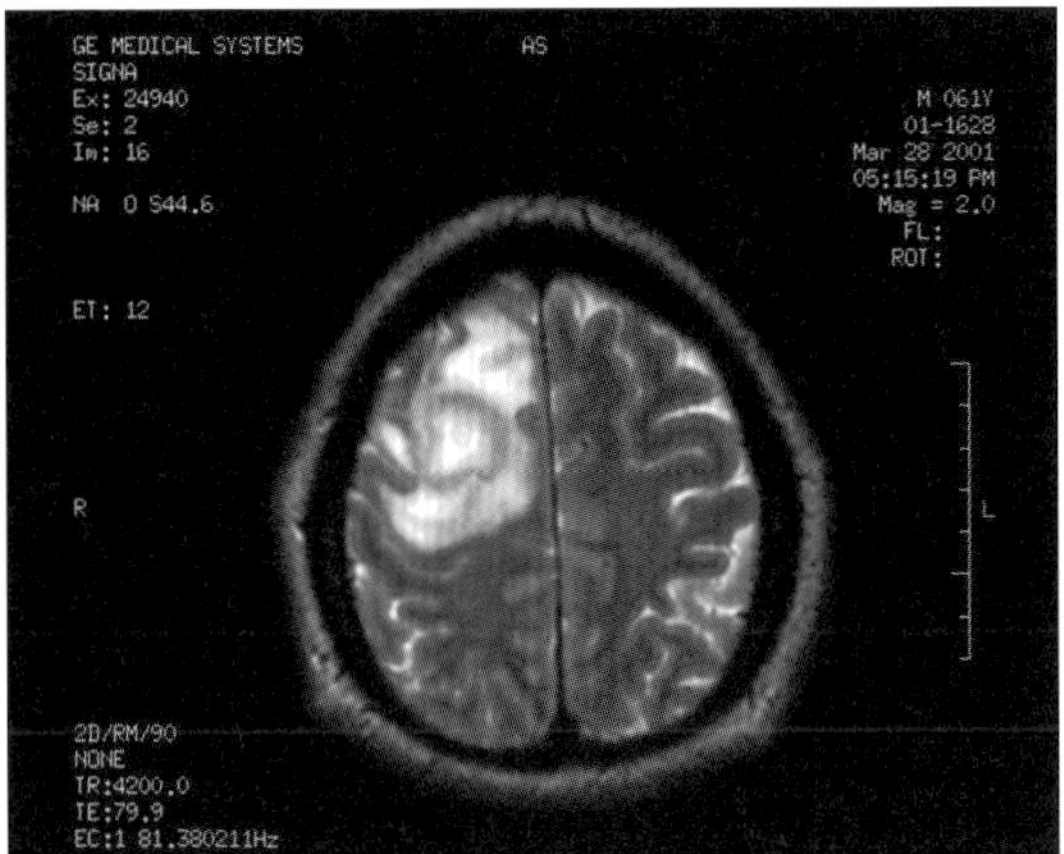
GE MEDICAL SYSTEMS
AS
SIGNA
Ex: 24940
Se: 2
Im: 16
NA 0 S44.6
M 061Y
01-1628
Mar 28 2001
05:15:19 PM
Mag = 2.0
FL:
ROT:
ET: 12
R
L
2D/RM/90
NONE
TR:4200.0
TE:79.9
EC:1 81.380211Hz

《私の頭の中の脳嚢胞《のうのうほう》》

実は私にも脳の深い所（海馬付近）に大きな袋状の隙間、脳嚢胞（脳の中にある袋状のもの。液体が貯留しており、感染しやすい。感染すると化膿して脳膿瘍になる）があることがＭＲＩの検査で分かりました。（写真3、４）

こんな所に細菌が落ち込み、脳膿瘍になったら運が悪ければ助かる可能性は非常に低くなります。手術が難しい脳の深い所にあるからです。ですから私の場合は、体のどこであっても、感染性の炎症を作った時には命に関わる重大な事態を引き起こす可能性があります。実はこのことが理由で、前述のように私は自分の歯を一本抜くことになりました。左下の第一大臼歯です。この歯は、実は学生時代、同僚の歯科学生の試験ケースとして差し出したものです。

歯の根の治療をしてから冠をかぶせる治療になるのですが、私のこの歯には４本の根があり４本全部の根の治療を上手にしなければならないのです。しかし、不幸なことに、私の根は通常よりも、先のほうが曲がっているのです。それで、４本全ての根の治療が上手く行かず、20年後にレントゲンで見ると４本の根の先に非常に大きな嚢胞（袋状の空隙）を形成していたのです。

写真3

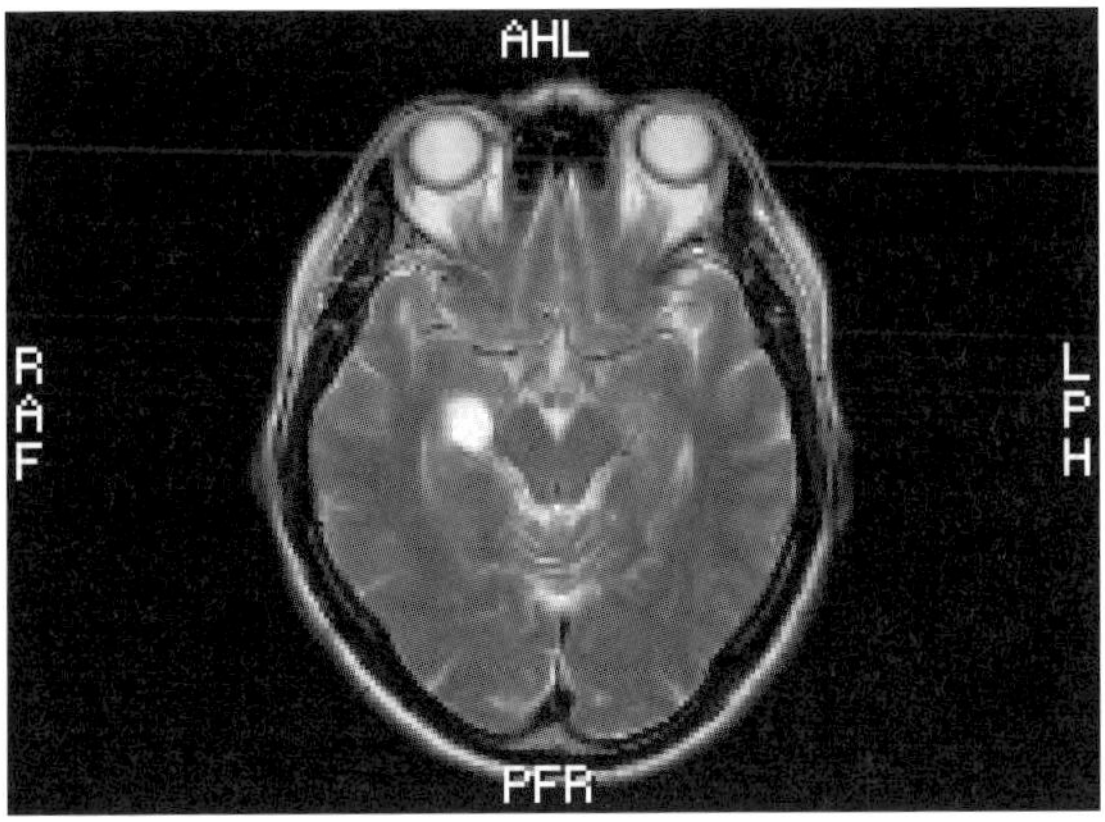

写真4

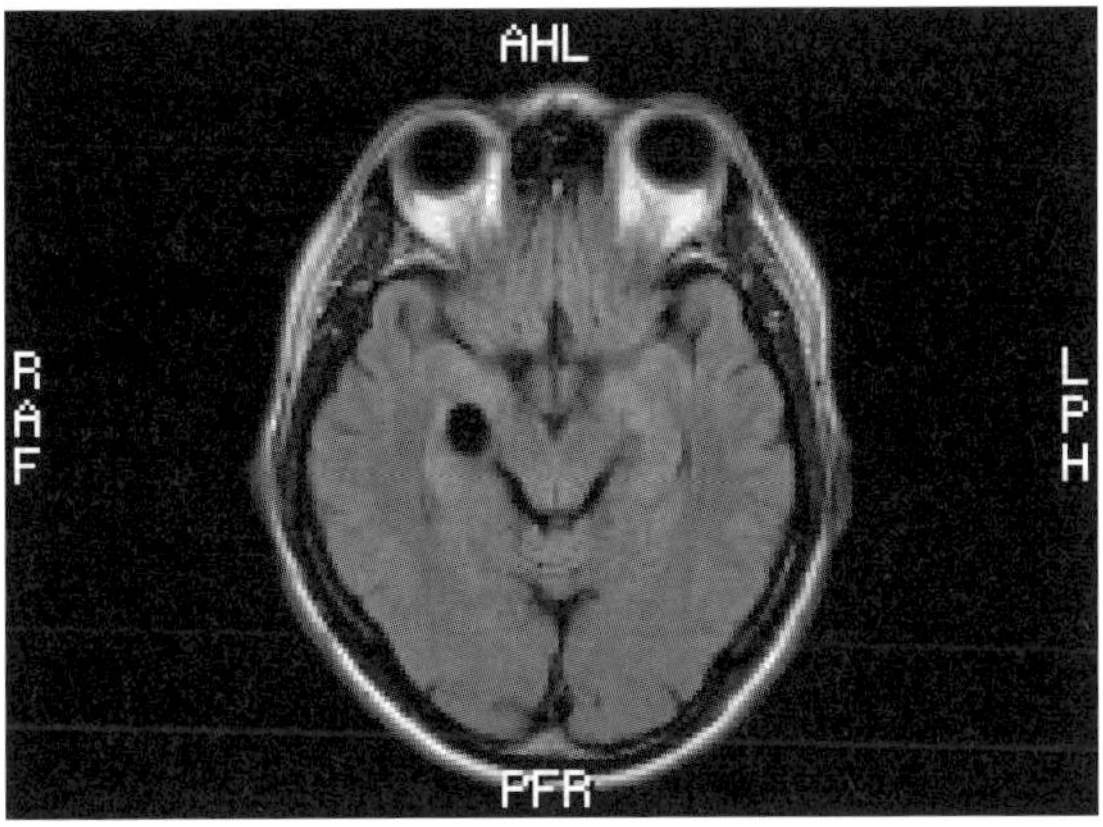

30年経った時点で、この嚢胞は慢性の炎症として経過していますが、徐々に大きくなっていることは間違いなく、体の免疫力が負けて急性化した場合には化膿して膿瘍となります。寝不足など、体調不良の時には何となく疼きますので、いつ膿瘍化してもおかしくない状態です。

現在は脳の中の単純な嚢胞であっても、そこに膿瘍化したこの歯を源流とする細菌が血流に乗って落ち込み、繁殖し脳膿瘍になる可能性がないこともないと考え、ついに30年振りに、抜歯をすることを決断しました。この歯に関しては、たった一本の歯が人間の身体に様々な問題を引き起こすことを知らしめてくれた貴重な歯として、抜歯した後の事の顛末《てんまつ》も含めて前の章で述べた通りです。

《人の身体の中の膿瘍》

人の顔面、特に上顎は胎児の時に複雑な過程を経た上で、最終的にそれぞれの組織の癒合を経てでき上がります。唇顎口蓋裂（いわゆる兎唇）はその最終段階で癒合不全を起こしたものです。しかし癒合不全の中には、唇顎口蓋裂のように、外から見える部分の癒合不全もありますが、外からは見えない癒合不全も人の身体の中には結構あるに違いありません。その意味では私の脳の中の嚢胞も、そうかも知れません。

人の身体の中には他にも多くの袋状の所や癒合不全、心臓の弁膜など、血流が充分に届かない所があります。通常の血流量があれば人間に備わった免疫機能で、血流に乗った細菌もしだいに消滅するのですが、人の体力が弱った時や疲れた時、風邪などの消耗性疾患に罹った時などは、血流の届きづらい所ではやがて感染が成立する可能性があります。

私は人間の身体に起きる膿瘍に関しては、例えば卵巣膿瘍などの根本原因には歯周病や、歯の根の感染（根尖病巣、根尖性歯周炎）などが関係している可能性が強いと考えています。そのような報告は世界的に見ても結構あるようですが医科の世界でも歯科界でもあまり関心がないようです。このような研究も実は、世界的に歯科と医科が分かれていることで、はかどっていません。先の脳膿瘍の件でも、インターネット上では原因は扁桃腺炎ではないかと書かれています。

扁桃腺炎が原因のこともあるでしょう。しかしそれはすぐに分かることで、少なくとも口蓋扁桃の炎症の有無は診れば分かります。おそらく原因の検証はしておらず、想像で言っているのでしょう。そこに歯科と医科とが分かれている悲しさがあります。

歯科の病気が原因であるとは少しも疑ってみようとはしないのです。

私たち歯科医師から見れば、歯周病や根尖病巣（根の先にできる感染性の病巣）はたいてい誰でも一つや二つあると考えます。それらが急性化することもよくあることです。そこで感染の原因菌が血流に乗り、一時的に菌血症（血液の中に細菌が入り込むこと）となり、体内の隙間や嚢胞など、血流の届き難い所で、膿瘍化し発症するということは充分に考えられます。

前述した山本さんの脳膿瘍も、重症の歯周病からその原因菌が血流に乗り、果ては脳膿瘍を引き起こしたと考えるのが自然です。このことから見ても、人体に発生する様々な膿瘍の、全部ではないにしろ、その一部は歯科疾患が原因である可能性は充分考えられます。今後、歯科の研究者と医科の研究者が共同で行う必要のある研究テーマです。

《胃瘻《いろう》形成の果てに》

3．藤川浩次さん（仮名）の場合

藤川さんは75歳の男性。1年ほど前に脳梗塞で倒れました。非常に重症な脳梗塞で重い後遺症が残っています。そのため、会話や身振りなどでの意思疎通は全くできません。真駒内診療所には数回付き添われて外来通院してきました。その時は自分の口から食べることができないため、内科で鼻腔栄養や点滴を受けていました。写真5は当時の藤川さんのものですが、鼻から食物を入れるストマックチューブが写っています。外来では義歯の修理や、何とか自分の口から食べられるようにと摂食嚥下指導などをしていました。

ところが、別の病院に入院するため通院を中断しました。半年後に来院しましたが、その間、入院先の病院で、これまでのように鼻からチューブを入れるのではなく、胃に直接穴を開けてそこから食べ物を入れる「胃瘻」形成をされました。鼻からのチューブだと細いため液状のものしか入れられませんが、胃瘻形成するとほとんど固形に近いものも入れられるので、胃が活発に動き、今までよりも元気になるのです。

藤川さんは75歳ですが写真5で見るように歯は21本残っており（親知らずを除

けば全体で28本あるのが人間の歯の数)、しかも年齢の割には全ての歯がしっかりしています。おそらく脳梗塞にならなければ80歳で20本以上の歯を残そうという「8020《はちまるにいまる》」は楽々達成できたのではないかと思われます。

しかし、半年後に再来院した時はものすごい悪臭がしていました。それは口の中が原因です。しかもどこかが痛いらしいのですが、それもどこが痛いのかコミュニケーションが取れません。「ゔぅぅゔぅっ」とうめくだけです。もしかしたらどこも痛くないのかもしれません。それも判断できません。ものすごい悪臭の原因は口の中ですが、胃瘻形成して口からものを食べなくなったからといって歯磨きなどの口腔清掃をしなくて良い訳ではありません。反対に徹底したブラッシング(歯磨き)などの口腔清掃が必要です。実は口からものを食べると、食べ物と唾液によって口の中の細菌がこそぎ落とされ、一時的に口の中がきれいになるのです。さらに食べた後も唾液が出続けてきれいにしてくれます。これを自浄作用といいます。口からものを食べないと、この自浄作用が働かないので細菌は増える一方になります。そうなると酷い口臭というより酷い悪臭で部屋全体が包まれることになります。痛みが出るのも当然でしょう。

結局、藤川さんは入院下で全部の歯を抜くことになりました。

写真5

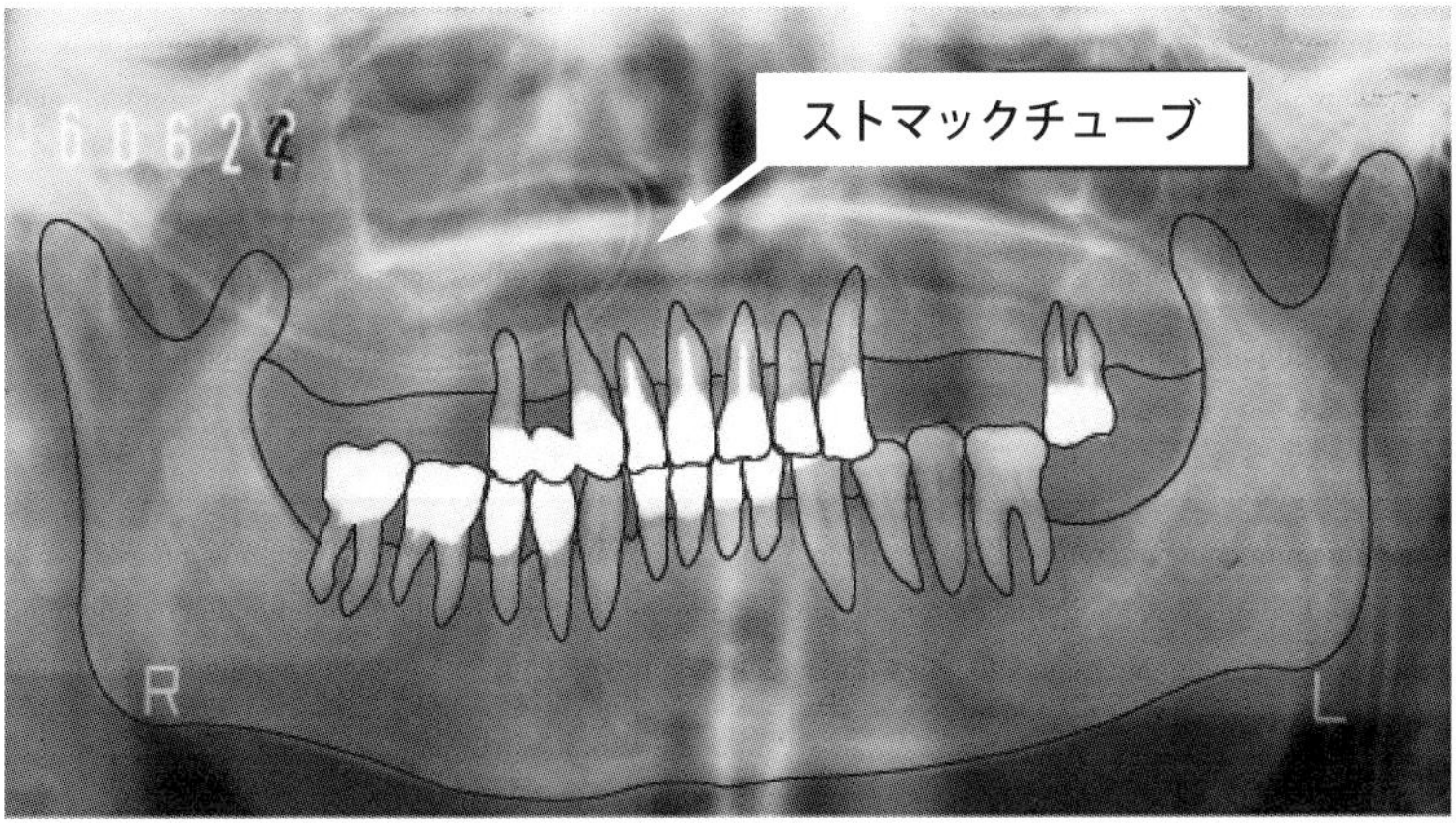

脳梗塞の後遺症の重症度、病院や家族の口腔管理能力、再び自分の口から食事をする可能性はないことなどから、全歯牙抜歯という苦渋の選択をせざるを得なかったものです。

歯科医師としては誠に残念な結果です。抜歯というのは歯科医師の敗北そのものです。それが全部抜歯になった訳ですから、まさに苦渋の選択と言わざるを得ません。しかもこの方は狭心症、発作性心房細動があり、抜歯すること自体も危険を伴います。実際、抜歯時には発作性心房細動が出現し、脈拍が著しく速くなる頻脈（130～140／分）となったため、抗不整脈薬を点滴投与しながらの抜歯となりました。入院日数5日。抜歯21本。

皆さんはこの方の症例をお読みになり、どのようにお感じになるでしょうか。私は藤川さんの場合は超高齢社会における社会的問題点を全て含む典型例だと思いますので、ご批判をいただく覚悟で敢えてここに表わすことにしました。

現実の超高齢社会を迎えて、医科と歯科が現在のように分かれたままで良いのか。医療や介護の中で、口から食べ、体と同じように口の中を清潔に保つことが軽視されているのではないか。全国にたくさんいるこのような方に歯科医師が安全に対応できるのか。歯科医師教育は今のままで良いのか。8020運動を推進し、歯は残せるだけ残せばそれで良いのか。このようになってしまったら後始末は誰がどのように対処するのが適切なのか。ターミナル・デンティストリー（終末期患者の歯科医療）を唱えるなら日本の国としてどんな教育、倫理、医療保険制度、医療政策をとるべきなのか。様々な思いに駆られる症例です。

《パーキンソン病のため歯がぼろぼろ》

4．藤岡祐一さん（仮名）の場合

藤岡さんは72歳の男性です。数年前からパーキンソン病を患っています。また高血圧症もあります。

写真6に見られるように、たくさんの歯が残っていますが、その全てがムシ歯になっています。想像するにこの患者さんはとても歯が良い人だったのでしょう。しかし、パーキンソン病になったため自分で上手に歯を磨けなくなって、一気に全ての歯がムシ歯になったと思われます。写真からも高齢者に特徴的なムシ歯であることが分かり

ます。高齢者特有のムシ歯とは、歯の根元、歯茎との境目がムシ歯になることです。これを根面カリエスと言います。写真では下の前歯が途中で欠けているのが分かります。欠けて黒く見えるのがムシ歯、つまりカリエスです。他の歯はさらにカリエスが進んで、歯茎の上の部分つまりエナメル質部分はすっかりなくなって、歯根だけになっている歯（残根状態）が多く見られます。

さて、この藤岡さんはパーキンソン病のため他の病院で入院中でした。しかし歯が悪く、流動食以外は食べられなかったため、栄養管理不良となり、入院先の病院より紹介されて来院されました。

以前、他の歯科医院の往診を受け、上顎に義歯を作ってもらったそうです。でも、その歯医者さんは残っている歯の根を治療したり、抜歯してから義歯を作るのは怖くてできなかったようで、そのまま義歯を作ったようです。その結果、全く噛めずに役に立たず、全く使っていなかったようです。訪問診療としては治療すべき歯の本数があまりにも多すぎます。訪問診療でこれを治すとしたら、おそらく数年はかかるでしょう。治療が終わる前に患者さんは亡くなってしまうかも知れません。

写真６

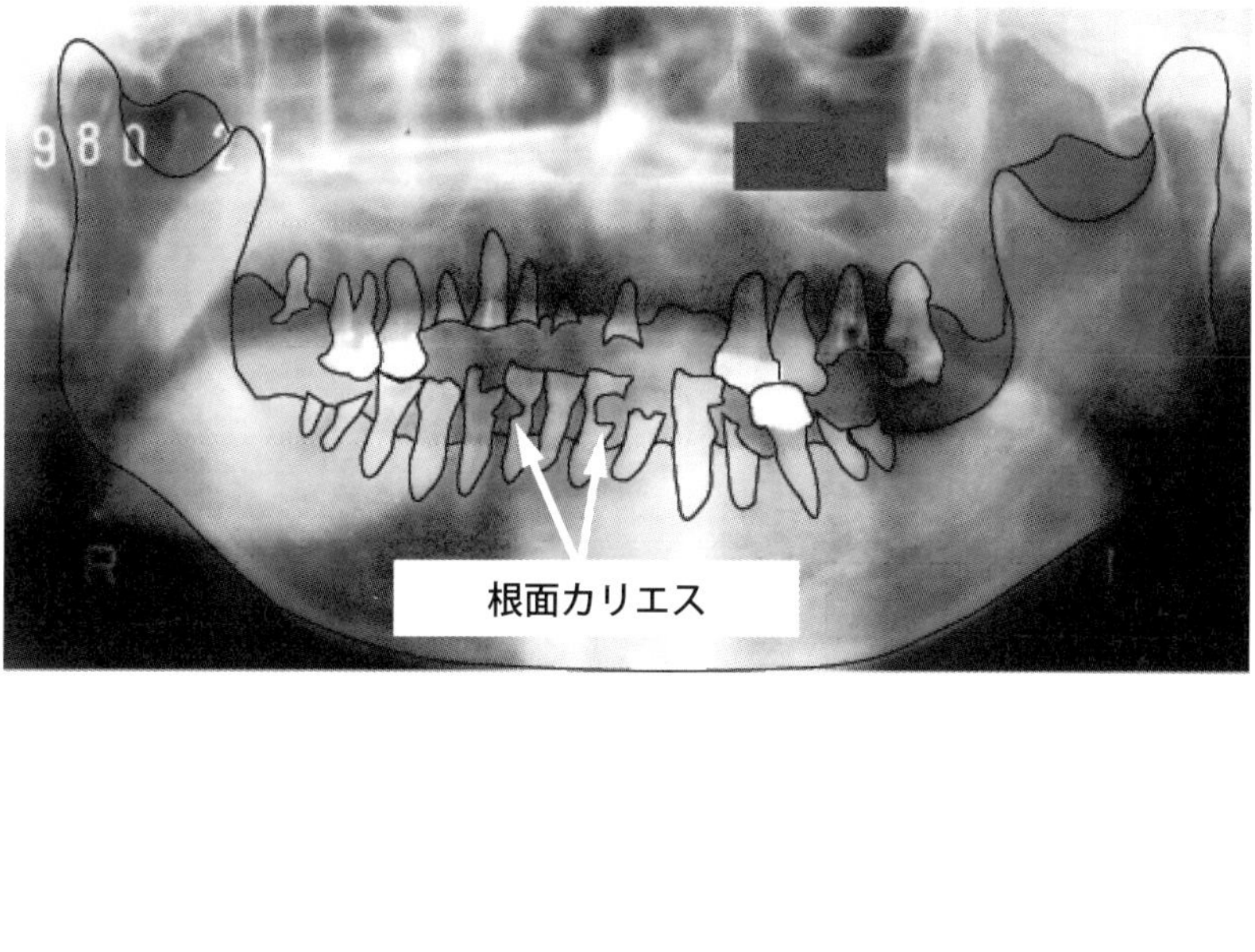

この患者さんは抜歯が12本、根の治療を11本して上下のブリッジと上下の部分義歯を作り、摂食指導を行い29日間で退院しました。治療はパーキンソン病があるため非常に困難でした。もしこの方を訪問診療で治療したとして(それが可能であるとして)治療にかかる日数と費用は、入院下で行った場合の10倍ほどもかかることが私共の計算で分かっています。

治療は29日間で済みましたが、パーキンソン病のため口腔管理が充分にできません。このあと、歯科衛生士による定期的な訪問口腔衛生が必要です。できれば毎日が望ましいところです。病院側、あるいは家族が手を貸してくれたら良いのですが、なかなかそれも難しいようです。これが日本の現状です。

《不潔な口の中が命を奪う　誤嚥性肺炎の恐怖》

5．袴田ぬいさん（仮名）の場合　微熱が続く原因は・・・

袴田さんは73歳の女性で、特別養護老人ホーム入所以来、ずっと37～38℃の発熱がありました。「熱が下がらないんです」と看護師がぼやいていました。いろいろな検査を行っても原因が見つからず、原因不明の発熱ということになっていました。

袴田さんは認知症が進んでおり、拒否行動のため口の中の清掃は困難で、白い糊状の細菌塊がべったりと付いています。口の中が汚れていると、寝ている時に唾液と共に多量の細菌を肺の中に誤嚥し、誤嚥性の肺炎を起こすことが最近よく知られるようになって来ました。そこで他の多数の歯の治療のためにも入院下での治療を勧めましたが、家族の希望もあり（入院すると、入院費が高いと思っていたかも知れません。本当は訪問診療のほうが高いのに・・・）週1回の訪問診療で何とか清掃状態の改善を図ることになりました。しかし多少の変化は見られたものの著効は認められませんでした。

そんな発熱状態が約1年続いた頃、歯茎の一部が腫れてきました。視診では歯は見えません。そこでレントゲンを撮ってみると、歯の根が埋まっており、中で化膿し炎症を起こしていたのです。全身状態を考えると安全のため入院して治療をしたほうが良いと判断し、入院下で埋まっている歯を抜歯したところ、今までの熱がウソのように引きました。このように持続的に感染が続く場合、身体が衰弱している高齢者は敗血症を起こし、死亡する可能性だってあります。

《アルツハイマー型認知症の緩解》

6．越川小枝子さん（仮名）の場合

平成15年5月、「歯茎が腫れているので診てください」と介護老人保健施設の職員から往診の依頼がありました。往診に行ってみると、患者さんは重度の認知症で日常生活は全て介助が必要な状態で、会話もできませんでした。当然「お口を開けてください」と言っても開けてくれる訳もなく、歯磨きをするだけでも大声をあげ、殴られそうになりました。それでもどうにか口の中を見ると、上の前歯の歯茎が化膿して腫れていて、それに加えてほとんど全ての歯がムシ歯になっていて、早急な治療が必要な状態でした。口の中が汚れていると、誤嚥性肺炎になる可能性が高くなります。

高齢者の死亡原因の上位に挙がる肺炎の大部分は、誤嚥性肺炎と考えられています。

越川さんは72歳の女性で、病気はアルツハイマー型認知症と高血圧症でした。重度の認知症のため多くのことに拒否行動があり、ムシ歯の治療をしたくとも全くできない状態でした。もし仮に押さえつけて治療を行ったとしても、上手く治療できないばかりか、患者さんには非常なストレスがかかり、血圧が異常に高くなることで脳出血などの危険があります。

そこで入院して、「静脈内鎮静法」を用いて治療を行う予定を立て、患者さんの家族と話し合いました。

入院期間は24日間でした。残すことの不可能な2本は抜歯し、その他は神経を取る治療や根の治療を行い、その後、金属冠を作りました。ほとんど全ての歯が治療を必要とし、もし週に1回程度の外来や訪問診療で治療をしたとしたら、優に数年はかかったでしょう。また費用は数倍かかったことでしょう。

さて、治療も終盤に差し掛かり、口の中が改善すると食事の量が増えてきました。食事量が増加することは非常に重要で、この方のように重度の認知症があると痛くても訴えることもできず、自然と食事の量が減ってしまうものなのです。その結果、低栄養になり、命を縮めることになります。周りの人はそのことを認知症のせいにしてしまっていることが少なくありません。

越川さんは口腔内が改善されるに従い、こちらからの話しかけに対する反応もはっきりし、表情もどんどん豊かになりました。

印象的だったのは、ご主人の「歯を治したことで、こんなに良くなったのなら、このままこの病気（アルツハイマー型認知症）が治るんじゃないかと期待しているんです」という言葉でした。

今まで悪化するばかりだった奥様の病状が、ほんの少しかもしれませんが、良くなったのです。こんな時こそ「本当に歯科医師をしていてよかった」と思う一瞬です。

退院後は自分で歯磨きはできないため、毎日の施設職員による口腔ケアと、週1回の歯科衛生士による訪問歯科衛生指導により良好な状態を維持しています。

《脳梗塞後遺症による認知症の緩解》

7．富樫スエさん（仮名）の場合

「食事中に上の総義歯が落ちてくるので診てもらえないか？」と特別養護老人ホームから往診の依頼がありました。

富樫さんは94歳女性。脳梗塞後遺症で麻痺があるため、日常生活は排泄を含め全て介助が必要な状態でした。また、認知症もあり言葉を発することはほとんどありません。口の中を診てみると、上の総義歯はブヨブヨの歯茎の上に装着されており、介護職員の話の通り、すぐ落ちてくる状態でした。下は歯が残っていましたが全てムシ歯が進行していて、大掛かりな治療が必要な状態でした。

往診で治療することは困難ですので、ご家族と施設の同意を得て、入院下で歯科治療を行うこととしました。治療内容はブヨブヨの歯茎を切除し、上の総義歯を新しく作り、下に関してはグラグラして残せない歯は抜歯し、残すことが可能な歯は治療をしてブリッジを入れました。

治療後、上の総義歯は落ちてこなくなり、下はブリッジが入ったことにより、よく噛めるようになりました。その結果、治療前は残していた食事も治療後にはほぼ全量食べることができるようになりました。

また入院中、治療が進むにつれ自分の意思表示とも思える発語が増え、息子さんも、「こんなに話をする母の姿は何年ぶりだろうか」と涙を浮かべていました。退院後は入所している施設で訪問診療による定期的な義歯の調整と訪問歯科衛生指導を行い、良好な状態を維持しています。

私たちは、患者さんが自分でしっかり食べられるようになると、人間性も回復する機会に触れることを、非常に多く経験します。

しかし、経験的に知ってはいるのですが、なぜそうなのか、科学としての裏付けが遅れているようです。

《パニック症候群の改善》

8．松本良子さん（仮名）の場合

松本さんは32歳女性です。とても若いのですが、パニック障害、鬱病という病気があります。

中学生の時に鬱病の診断を受け、その後、閉所恐怖症、尖端恐怖症、過食症、拒食症、引きこもり、自傷行為、ストーカー事件、交通事故など様々な経緯をたどり、真駒内診療所を受診した時にはパニック障害、鬱病の診断で、精神科より精神安定剤4種類、精神刺激薬などが処方されていました。また飲む量や回数はその時の体調により自分で調整していて、多すぎることも多々あったようです。

「前歯の折れたのを治して欲しい、歯がない所を治して欲しい」ということで、必死の形相で来院しましたが、歯科治療全般に対して極度の恐怖心を持っていました。そのため、これまで歯科を受診できなかったのです。そこで治療は入院して静脈内鎮静法を併用し、短期集中的に治療をして早急に食べられるように、また強く気にしている見た目も早急に回復させることにしました。

入院中は精神安定剤などの薬はこちらで管理し、主治医の指示通りの服用としました。計6回の静脈内鎮静法を併用し、短期間にほぼ全ての歯の治療を終えました。14日間の入院生活と全顎的な歯科治療を行えたことにより、社会生活に対する自信を少し持てたようでした。

入院後半には一人で地下鉄に乗り、精神科を受診することができるようになり、病棟スタッフとも笑顔で会話できるようになりました。退院1週間後には、本人の希望で薬を減らすことを目的に精神科に入院しました。1年後の来院時には、精神科からの投薬はなく、歯石の除去も外来で何の問題もなく行うことができました。今後この方が歯科治療で入院しなければ治療できない状態になることはないでしょう。

「静脈内鎮静法」を用い、精神鎮静法として薬の力を借りたとはいえ、歯科治療という垣根を越えることができ、それがご本人の他の様々な障害を克服できる力になったと思います。歯科治療を通じて人の生きる力を導き出せたことは、私たち歯科医にとってもとても嬉しいことです。命を救ったとは言えませんが、少なくとも人生を救うことに貢献できたのではないでしょうか。

《看護師の談話　1．介護からの解放》

東登代子さん（仮名）のご主人からの手紙

東さんは78歳の女性。平成5年からパーキンソン病を発病し、平成6年より歩行障害や認知症の症状が出現しました。平成14年からは排尿障害で膀胱にバルーンを挿入しており、車イス生活をしています。平成15年からは痙攣発作を起こし、寝たきりとなり、来院時は最も重症な要介護5でした。

週2回訪問看護やヘルパー訪問で浣腸や入浴介助を受けていましたが、それ以外は食事介助、体位交換、オムツ交換等は、ご主人お一人で在宅介護をされていました。

ご主人自身にも腰痛や体調不良はあるものの、妻を入院させず、お一人で介護されてきた経験から、全てを「私がしていた通りにして下さい。」と、看護師への要求が強く、当初は処置内容を詳しく記入しチェックするなど厳しい面もありました。しかし、これまでご主人がされてきた介護内容を変えず、尊重し、受け入れ、できる限りそのように看護したため、看護師を信用してくれるようになりました。「妻の看護はお任せします」と、お言葉をいただきました。

言語障害で会話できないと他院からの添書には書かれていました。しかし、歯科治療が進むにつれ、何でもよくお話しできるようになりました。はじめは食物や水分の飲み込みが悪かったのですが、これも歯科治療と摂食・嚥下機能訓練を開始したことで、翌日からゼリー状のものやオレンジジュースを摂取することができ、3日目からは5分粥、きざみ食はほぼ全量食べられるようになりました。ADL（日常生活動作）の変化は顕著ではありませんが、意識レベルは非常に向上しました。

ご主人からは何度もお手紙をいただきました。

入院前のお手紙は、奥様に対する切々たる愛情のこもった文面です。

病状がどのように進行してきたかを説明し、現在の奥様の状況をきめ細かく解説した上で、必要な介護の状態を実に詳しく知らせてくださいました。赤の他人のお前たちが本当にここまでできるのかというような、いわば挑戦状のような文面でした。

退院後のお手紙には、几帳面な字で、

「立派な歯が入り、今後、生活面で大いにプラスになることが多いだろうと思います。入院から退院という環境の変化で、一時感情面が不安定でしたが、今は以前の状態に戻るだろうと楽観しています。」

「入院させることは（私の手を離れることになるので）不安がありましたが、歯科医師や歯科衛生士、看護師などのスタッフの皆様がとても良くしてくれて、心からお礼申し上げます。妻がいなかった2週間はとても開放的で楽をさせてもらった気がします。が、一方で緊張がゆるんでしまった感があります。これからもう一度気持ちの立て直しが必要だと思います。また、介護がんばります。」

との内容でした。たった2週間でしたが、ご主人の介護疲れを癒すことに貢献できたのではないかと思っています。

《看護師の談話　2．うつ状態の改善／食べることが楽しい》
滝川まつさん（仮名）のはなし

滝川さんは　88歳の女性。86歳の時に、十二指腸穿孔手術を受け、87歳で左大腿骨頚部骨折手術を受けています。

上顎のブリッジがとれて食事が噛めず、保健所の保健師に相談したところ、真駒内診療所を勧められて受診したそうです。

食べる時には下の歯も痛く、食事が摂れないと、鬱傾向で入院となりました。

掴まり歩行か杖歩行ですが、1年前の骨折以降、体力や筋力が低下し、一人では不安なためにトイレは介助が必要でした。

軟米、副食をきざみ食にすると、入院後はほぼ全量食べられるようになりました。食事もトイレも入浴も一人ではない！心強い！と気持ちが前向きになり、歩行器を使用しているものの、一人で歩行するようになりました（入院8日目）。

「今まで、噛んで食べることができなかったが、噛むことがこんなに嬉しいことだとは」

「辛くなく治療できる歯医者があるなんて。知人に知らせてあげたい。こんな病院早く知りたかった」

今まで食べられなかった漬物が食べられ、「パリッ」と音がしたと涙ぐんでいました。今までずっときざみ食だったので、怖くて義歯を装着後もきざみ食だったのですが、本人の強い希望で2週間目から普通の副食にすると、本人も驚いたことに普通に食べられたのです。

「歯茎だけで生きて行こうと決めていたのに歯が入って嬉しい」

「食べることが楽しい」

と繰り返し話して同室者に歯を見せたりして本当に嬉しそうでした。

娘さんの話では「退院後は鬱症状がとれたような気がする。明るくなった母を見るのはとても嬉しいです」とのことでした。時折、外来にも定期検診で来られていますが、手を貸すくらいで歩行もスムーズです。

第4章　歯科医療提供体制への提言

なぜ歯科の入院施設はないのか

入院下で治療をしなければどうにもならない悲惨な状況にある患者さんが大勢いるのが、日本の超高齢社会の実態です。このような患者さんを治療するには、医学的にも医療経済的にも、また患者さんにとっても入院下で治療をしたほうが良いことははっきりしている訳ですが、歯科でそのような医療機関、つまり入院施設のある歯科診療施設はほとんどないのが実情です。では、なぜ歯科には「入院施設」がほとんどないのでしょうか？

日本の法律では、入院設備がない診療所を無床診療所と言います。一般的に、診療所、医院、クリニックなどと呼んでいます。歯科はほとんどがこの無床診療所です。一方、入院設備はあるが病床数が19床以下の所を有床診療所と言います。こちらも診療所、医院またはクリニックのうちに入ります。医科では全国に7600ヶ所ほどの有床診療所があるようです。歯科の有床診療所（有床歯科診療所という）は全国でおよそ30ヶ所しかありません。

以前、日之出歯科真駒内診療所に高名なアメリカ人の歯科医師が見学に来ました。この方は世界中を回ってインプラント技術を教えている人ですが、施設を見学し本当に驚いていました。そして、「なぜこの施設がクリニックなのだ。立派なホスピタルではないか」と言っていました。またなぜこのような施設を作ったかという私の説明を聞いて「施設もすばらしいが歯科医療に関する思想がすばらしい」と何度も何度も繰り返していました。「自分は世界中の歯科医院を知っているつもりだが、このような思想で作られている所は見たこともない」とも言っていました。「14床しかベッドがありませんので、日本の法律ではホスピタル（病院）ではなく、クリニックになります」と説明いたしましたが、なかなか納得できないようでした。それは、クリニック、病院の定義がアメリカと日本では違うからです。

日本では20床以上の病床がある所を病院（ホスピタル）と言いますが、病院として制度的に認められるためには20床あっても看護職員（看護師、准看護師）が7名以上いなくてはなりません。その他病院と有床診療所では施設基準が大きく異なります。それに伴い入院料金も違います。診療所の入院料金は病院の半分と考えればいいでしょう。

日本全国の大きな病院には歯科が併設されている所はたくさんあります。外科や内科、産婦人科、整形外科、小児科などと共に、歯科を併設しているのです。これを病院の中にある歯科という意味で「病院歯科」と呼ぶのですが、こちらは全国で1500ヶ所ほどあるようです。こちらに入院した場合は、歯科であっても当然、入院料は病院入院料です。

病院歯科に勤める歯科医はほとんど口腔外科が専門です。また、外来の1診療科としての役目だけではなく、病院の職員や入院患者さんのための厚生施設の一環として併設されているケースも多いと聞きます。

一方、「歯科の病院」、「歯科病院」とは、歯科1科だけで20床以上の病床がある病院を言います。しかし、このような「歯科の病院」は現在日本に唯ひとつしか存在しません（平成21年に有床歯科診療所から病院化した熊本の伊東歯科口腔病院）。医科では整形外科病院や脳外科病院、循環器病院、産婦人科病院など1科（単科）の病院はいくつもあります。このように「病院歯科」と「歯科の病院（歯科病院）」は別物です。では、なぜ「歯科病院」はほとんどないのでしょうか？

実は、歯科の大学教育は複数の歯科医師が共同・協力して働くことが前提にはなっていません。6年完成教育といって、6年間の大学教育を終えて国家試験に受かればすぐに一人で開業できることを目指しているのです。この一人で開業できるという暗黙の了解の下で教育されていることが、歯科医のほとんどが一人で開業する理由のひとつなのではないでしょうか。実際、私も大学時代「お前たちが開業したら云々」という枕詞から始まる教官の教えを何度も受けています。

医科では、一人で開業している開業医、有床診療所、市中病院、大学病院とそれぞれ役割分担が確立されています。まず、かかりつけの先生に診てもらって、婦人科なのか消化器科なのか、それとも泌尿器の病気なのか、およその診断をつけてもらう必要があります。そこから重病なら別の病院か大学病院を紹介してもらうはずです。これを「医療の機能分化」と言います。

では歯科はどうでしょう?　開業医と全国29ある大学病院のみです。医科にはたくさんある「病院」に相当するものがほとんどないのです。ほとんどないと申し上げましたが、先述の「病院歯科」や入院設備のある「有床歯科診療所」がこれに当たるでしょう。全国に1500ヶ所以上あると言われる「病院歯科」が充分に機能すれば良いのですが、現実には歯科医師が一人しかいない所が多く、3～4名もいる所は極めて稀です。ですから病院機能を持つ歯科施設は本当に少ないことになります。一方、入院施設のある「有床歯科診療所」のうち本当に日常的に病床を活用している（入院させ歯科治療をしている）所は半分にも満たないでしょう。

開業して30年も経てば、50歳だった患者さんも80歳になります。通院していた患者さんも通院困難になる場合も多くなるでしょう。自院のこのような患者さんを最後までどうやって責任を取るのでしょうか？

確かに、今の医療制度では手間の掛かる病気のお年寄りや、障害がある方の歯科治療は経営的には全くプラスになりません。これらの方々を診察、治療するには第一に多くのスタッフ、つまりマンパワーが必要です。マンパワーの確保といった意味からも一人で開業している歯科医にとっては、例え知識や技術があったとしても、このような方々に対応することはとても困難になります。同じことが病院歯科にも言えます。病院の中にあるのですが歯科医師は一人の所が多いからです。

難しい治療をする時には歯科医師一人の技量だけではなく、他の歯科医師、歯科衛生士を含めた多くのマンパワーが必要です。常にではなく、時として必要なマンパワーを確保すること、このことが「一人開業医」やスタッフの数が限られている「病院歯科」においては大変難しいのです。特に、単価の安い歯科医療費で経営をしている開業医にとっては、時々しか来院しない障害者や病気の高齢者のために多くのスタッフや機械・器具、設備を常時準備しておくことは困難です。

例えば精神発達遅滞の子供や自閉症の子供を考えてみましょう。

小さい時は何とか治療できたとしても、大きくなると力も強くなり、大きくなったからといって理解力が必ずしも発達するとは限りません。今では歯科治療に痛みを伴うことなどほとんどありませんが、理解できない人にはやはり恐怖です。嫌がって暴れたり、逃げたり、治療を拒否する子はたくさんいます。そこで点滴に鎮静剤を入れたり、全身麻酔を使って治療することもあるのですが、細い血管に静脈注射したり、薬を飲ませたりするには、知識や経験やある程度のマンパワーが必要です。

治療しなければならない歯がたくさんあれば、全身麻酔を用いることになります。しかし、1つの小さなムシ歯治療のために全身麻酔を用いることが妥当でしょうか?

全身麻酔をすることなく小さなムシ歯を治療するには、やはり常に訓練された優秀なスタッフ、つまりマンパワーが必要なのです。

また、病気のお年寄りや、高齢のため身体が不自由なお年寄り、あるいは若くとも難病になり身体が不自由になった方や、事故により脊髄損傷を受け、全く肢体不自由になった方などを診察、治療する場合にも多くのマンパワーを必要とします。このような方は自分で歩いて来ることができませんので、介助が必要です。治療イスに座らせるにもマンパワーがいります。治療が終わって帰る時も同じです。心電図や血圧計その他のモニターをつけたり、その記録をつけたり、歯科治療をするまでに多くの労力を必要とします。後片付けにも同じく労力が掛かります。

マンパワーを確保するということはつまり人件費がかかるということです。時々来院するこのような患者さんのために、高額な機械・機器をそろえスタッフを常時雇用しておくことは経済的に無理があります。日本では（世界にあるのかといえば同じく疑問ですが）、このような方々を診る施設は幾つかの公共施設以外ほとんどありません。そして、このような公共施設は押しなべて非常な赤字におちいっているのです。それを都道府県や市町村で補助をしているのが実態です。

人口の数％の障害者であれば不満足ながらもある程度対応できたとしても、高齢者が人口比で30％、受療率で50％を超えるようになる超高齢社会において、国家としての、歯科界としての対処が必要なのではないでしょうか。

超高齢社会の歯科医療

超高齢社会では血圧が高い人や、抗凝固剤を飲んでいるお年寄りが数多くいます。また狭心症や心筋梗塞、脳梗塞や脳出血などの脳血管障害を持つ方々も大変多くいます。これが医学の進んだ日本の超高齢社会の姿です。数十年前ならとっくに亡くなっていた方々も、今は薬を飲みながらも元気に社会復帰をし、日常生活の中で歯科を訪れます。これらの方々に、例えば抜歯など様々な外科手術をする場合、あるいは通常の歯科治療のために局所麻酔を使う場合でさえも、事前にかかりつけ医の意見を聞き、さらに歯科側で検査をし、モニターをつけながら万全を期して治療する必要があります。

健常者でも歯科治療となると緊張するためか、血圧が20ほど上がります。局所麻酔を打つとさらに20ほど上がることがあります。通常では収縮期血圧が160の人でも、容易に200になってしまうのです。血管が脆くなっている人では脳血管が切れてしまう恐れがあります。ですから、抜歯や手術時ばかりでなく、通常の歯科治療をする場合にも局所麻酔をして、これら基礎的な身体の疾患を抱えている人に対しては手術前、手術後の医学的管理が必要となります。世の中には歯科治療のために医学的管理が必要な人もいることをぜひ理解していただきたいのです。それは明日の自分の姿かも知れません。

「超高齢社会」とはこのような問題を含んでいます。「タカが歯科治療だ」などと言っていて良いのでしょうか。国民の**命に関わること**だと思いませんか。

ご存知のように、総人口比で65歳以上の高齢者が占める割合が21％を超える「超高齢社会」に、日本が世界で一番早く突入しました（平成29年9月の統計で、27・7％）。ですから超高齢社会では歯科医療がどうなるのか、どうすべきなのかは世界中で誰も分からないことなのです。

確かに訪問診療でできる治療も多くあります。しかし、第3章で実例に基づいてお話ししましたように、通院や訪問診療で対応できず、凄まじく悲惨な状態のまま放置されているという現実も数多くあるのです。高齢者医療の問題は決して「医科」だけの問題ではありません。

日本の総医療費に占める高齢者の医療費の割合は30％ですが、高齢者の歯科医療費はなんと1・3％でしかありません。総医療費の中で、高齢者の歯科医療費は無視できるほど低いのですが、このことは取りも直さず高齢者歯科医療対策そのものが大きく遅れていることを意味しているように思います。高齢者がその健康を維持し、健康寿命を延ばすために最も重要なのは「自分の口でしっかり食べられること」です。この最も重要な「食べることに関わる歯科医療費」が極めて低いことは高齢者歯科医療対策が遅れていることの証拠ではないでしょうか。

この遅れを取り戻すには、以下のことが必要なのではないでしょうか。

第1に、歯科医療費、特に義歯など高齢者に関わる健康保険の治療費（今は異様に安い）を正しく設定することです。また、高齢者や障害者に必要な医学的管理や静脈内鎮静法などを正しく評価することです。

第2に、歯科界が、国民に対して歯科医療を充分に啓蒙することです。残念ながら国民は、人の人生で歯を失うことの重大さを充分に認識してはいないと言わざるを得ません。

第3に、歯科医師自身が歯科医療に対し真摯に取り組む姿勢を充分に持つことです。あるいは真摯な取り組みを具現化する、医術の訓練を積むことです。治療費が安いからといって、それは患者さんのせいではありませんし、「何十年にも亘って患者さんの人生と向き合う」という覚悟が必要です。

第4に、歯科医師を教育する大学が「国民にとって歯科医療とはどうあるべきか、また歯科医師とはどうあるべきか」という根本的な思想、「教育理念」を充分に持つことです。教育が変わっていくことで「歯科医療とは何か」、「歯科医師とはどうあるべきか」、また、「そのためにはどうするべきか」というような、国民サイドに立脚した「歯科医療観」をしっかり持った歯科医師が育っていくのではないでしょうか。歯科医師にとっての「歯科医業」とは自分の生活権を守るためのものではなく、自分たちの糧を得るための職業でもなく、国民サイドに立っての歯科医療を行うとの意識が高まるのではないかと思われるのです。

また、歯学教育は、基本的に歯科以外の病気を持たない健康な患者さんを対象とした学問体系になっています。たとえ総義歯学の教科書でも、高齢者の精神や身体の特性から論じた日本の教科書はありません。歯科医療が医療の一分野であるならば、まず人間そのものから見ていく教育がなされなければならないのではないでしょうか。障害がある人や様々な病気を持った高齢者など、いわゆる医療的弱者と言われる人々に対する歯科治療について、より充実した教育を行うことが大切だと思います。

このような提言は、それぞれの立場にいる人々にとって不愉快なことではあるけれども、全ての関係者の力を結集し改革の途に付かなければ、世界最速で高齢化する日本の超高齢社会における国民の歯科医療を救うことはできません。超高齢社会に突入するスピードが第2位の国を圧倒的に大きく引き離しているということは、それだけ準備する時間もないということであり、世界に手本がないということでもあります。誰それの責任ではなく、国を挙げて取り組むべき問題であると思います。

歯科麻酔医について

私は障害者や高齢者、様々な病気のある有病者の全身を管理しながら、安全に歯科治療を行うためには歯科麻酔医の力が絶対に必要であると考えています。

日本歯科麻酔学会認定医とは200症例の全身麻酔を経験し、さらに30症例の静脈内鎮静法を行うことで初めて受験資格が得られ、そこから日本歯科麻酔学会の認定試験に通った者に与えられる資格となります。歯科関係の認定医制度では一番厳しい資格です。さらにいくつかの条件をクリアした者は、歯科麻酔専門医を称することができます。

現在では、日之出歯科診療所に3人、日之出歯科真駒内診療所には5人、合計8人の歯科麻酔医がおります。特筆すべきことは、彼らは歯科麻酔医の資格があり、歯科麻酔医としての知識や技術を駆使して歯科医療の仕事をしますが、全員が歯科治療全般に通じ、歯科治療を得意としており、歯科医師としての仕事がメインであることです。**専門は麻酔ではなく「歯科」です。**

歯科麻酔は歯科治療に欠くべからざる知識と技術ですが、あくまでも歯科医療の中では医術のひとつであり、専門は歯科医師として歯科医療を行うことです。**それが「歯科医師」です。**

なぜ、私が歯科麻酔の研修に力を入れているかというと、歯科の教育の中では（現在は変わってきているかもしれませんが）、人間の身体全体の病気について勉強する機会がほとんどないことが理由です。その点、歯科麻酔医は全身麻酔をかけられるようにすることが目標ですから、おのずから人間の身体全体の仕組み、人間の生理反応、薬物による反応、様々なリスクを背負う患者の全身状態の把握、あるいは手術および治療に対応できる体力の有無を判断することができないといけません。私は歯科医師の教育の中で最も遅れている部分はこの分野であると思っていますので、日之出歯科診療所では歯科医師として優れた能力をもっと判断された者のみ、独自に歯科麻酔医の研修をするように勧めました。

往診と訪問診療

皆さんは「往診」と「訪問診療」の違いがお分かりですか？
歯科でも患者さんのお宅に訪れて治療をした場合を「往診」と言っていました。それが何時の頃からか往診という言葉がなくなり、「訪問診療」になったのです。では往診と訪問診療は同じものなのでしょうか。

医科のお医者さんの往診を考えてみてください。子供が夜中に高熱を出し、かかりつけのお医者さんに往診をしてもらいました。往診では先生が診察をしてから「これは今流行のインフルエンザですね。今日はとりあえず解熱剤を注射しておきます。明日治療に来てください。あるいは入院の手続きをしておきましょう」などと、緊急的処置と次の処置方針を指示することが目的です。

これに対し、**訪問診療は患家で計画的に診療そのものをすることが目的**です。薬を主体とする内科的処置なら問題がないかも知れません。特に通院が困難な患者さんの慢性疾患を患家で継続的に診ていく場合には、訪問診療は適切な手段でしょう。しかし、歯科のように外科的治療が主体となる診療科では、「往診」ならともかく、「訪問して診療」となると往来で手術道具を並べて盲腸の手術をするようなものです。昔の入れ歯師や歯抜き屋と変わりありません。

何ら消毒もされていない場所で外科的手技である治療や抜歯を行うことは、細かく病院や診療所の作り方や人員、施設のあり方を決めている「医療法」の理念と相反するものがあります。歯科診療所も滅菌、消毒、あるいはレントゲンなどに対する配慮から診療所の施設に関して細かく法律で決められています。ですから、「訪問診療」という概念は医療法で規定されている病院や診療所の造りに関する論理的根拠とは無縁に、社会的な緊急処置として止むを得ず登場して来たのでしょう。

私たち歯科医療の提供側から見ると、訪問診療は国家として歯科医療提供体制の不備を補う苦肉の策のように見えます。本来、医療の提供体制としては、外来、入院、往診（あるいは救急車などによる搬送）というのが3つの柱です。

しかしながら、現状の歯科医療界を見渡すと「入院」がない以上、「訪問診療」で対応する以外、国家としての方策はないのかも知れません。

敢えて言いますが、医療法の理念と訪問診療は明らかに矛盾するものです。義歯の調整程度ならいいでしょうが、歯の治療や抜歯などの外科的治療まで「訪問して計画的に診療を行う」のは文明社会ではあってはならないような気がします。

義歯で痛い所の調整は、義歯を取り出してできますから、それほど問題はないように思えます。それでも口の中が全く清掃できていない人も多いのです。寝たきりでは口をすぐことも・・・できません。

ムシ歯の治療ともなるとベッドや布団の上では非常にやり難く、日ごろの腕が十分に発揮できません。その上、高齢者特有の根面カリエス（歯の根元がぐるっとムシ歯になる）が多いですから、完全な治療を望むほうが無理というものです。

ムシ歯が進行して歯髄炎となれば、神経を取らざるを得ません。その場合には局所麻酔を使います。通院できない人には通院できない身体的疾患がある訳ですから、安易に血管収縮薬が入っている局所麻酔を使うことはできません。心電図や血圧計などモニター類を常備していくのも大変です。レントゲンは携帯用が開発されていますがまだまだ重い。治療のために歯を削るタービンや電気エンジン、唾液や水を吸い取るバキューム、タービンを回したり歯などを乾燥させるための圧縮空気を作るコンプレッサー、その他の膨大な種類の器具や材料など、それもこれも持ち運ぶとなると車1

台分にもなります。車で運ぶならいいではないかと思うかもしれませんが、診療所から車への搬入や、車から患者さんのお宅への運び込み、それらの機器類を設営するのもまた一苦労です。1人や2人では何度も行き来しなければなりません。また、住んでいる地域や場所によっては、町そのものに階段があるなどの問題で、車が使えない地域もたくさんあります。

長い間、これら困難な訪問診療に真摯に取り組んできた歯科医師も大勢いらっしゃいます。その現場では大きな成果が上げられ、社会的に充分な評価も得られています。このような苦労や問題点があるからこそ、今ではそれほど高いとは思われない「歯科訪問診療料」の算定が保険で認められているのですが、前述のように外科的範疇に入る歯科では、内科などと違い「往診カバン」ひとつという訳にはいきません。そして、こんな大変な思いをして訪問診療をしても、様々な悪条件の中では、できる治療が限られており、診療室で治療をするような緻密な治療は不可能なのです。

後述しますが、診療所の入院費よりも高い訪問診療費を払って、しかも治療に限界があるのですから、医療経済的に見ても、訪問診療のみで対応せざるを得ない日本の歯科医療提供システムは、いびつであるという印象を拭えません。やはり、外来、入院、往診（あるいは搬送）という本来の医療提供体制の整備こそが必要なことでしょう。

高齢者に対して、訪問診療で対処するという考えの中には、漠然と「高齢者＝総義歯」という図式があるように思えます。それは全くの間違いです。現在（２０１６年調査）でも80歳で20本以上歯がある８０２０達成者は推計51・２％です。多くの歯が残っている高齢者はたくさんいるのです。これからはますます「高齢者＝総義歯」の図式はなくなるでしょう。

通院できない人は、通院できない身体的、社会的理由があります。症例によっては、入院して安全かつスピーディーに治療をし、その後のメインテナンスおよび再発・重症化予防を訪問診療で行うことが、医療法の理念に基づく正しい医療のあり方ではないでしょうか？　医科では既に過剰な病床を減らす政策をとっているのと比べ、入院のない歯科の医療提供システムは医科より50年ほども遅れていると言えます。

入院費と訪問診療費

前述のような通院不可能な高齢者を、訪問診療で治療した場合と、入院で治療した場合の治療期間と治療費を比較・計算すると、訪問診療のほうが10倍以上の治療期間と治療費がかかります。1回の訪問診療料より有床診療所に1日入院するほうが安い上に、訪問診療では治療道具や治療姿勢など様々な理由から治療に制限があり、なかなか治療がはかどらないばかりか、きちっとした治療は難しいのが現実です。手術台で最新の機械・器具を使い、充分なスタッフがいる中で手術する場合と、患家の畳の上で手術をする場合を比較すれば、ご理解いただけるでしょう。さらに、訪問診療で治療する間、患者さんは痛みや食べられないことを我慢しなければなりません。食べる時に痛みがあることは最大のストレスになります。

入院費と訪問診療費のからくりの一つには、義歯の調整料金があります。義歯の調整料金はほとんどかかりませんが、訪問診療料がかかります。1日の入院料は1回の訪問診療費より安いのです。入院料は看護師の数によって段階的に決まっており、看護師4人以下の診療所の入院料は訪問診療費より安く設定されています。歯科の診療所では歯科衛生士は何人いても看護職員とは見なされません。したがって入院料が安いのです。つまり、訪問診療では治療費があまりかからなくても、訪問料金が大きく掛かることになります。訪問診療に掛かる手間や時間を考えると当然でしょう。

一方、入院では1日に何度でも痛い所を調整できます。これまでお話しした例のように毎食調整できます。二つ目は、訪問診療と入院では1日にできる治療内容が大きく何倍も違うことです。訪問診療でできる治療と入院下で行う治療ではその内容は何倍も違います。訪問診療では、治療環境的に様々な制限があるのです。

それにしても、医科の病院内にある「病院歯科」の歯科衛生士は看護職員の一員として看護職員数に含まれるのに、入院設備のある有床歯科診療所では看護職員の員数に含まれないのは、なぜでしょうか？　少なくとも、看護師がいる有床診療所では、歯科衛生士も看護職員の一員に加えられるべきだと思います。入院部門は大幅な赤字なのですから。

厚生労働省は、ほとんど入院設備のない日本の歯科施設の中で、通院困難な患者さんを訪問診療で診ることができるように、政策的に訪問診療を誘導しています。それは今の歯科医療界を考えた場合には止むを得ないことだと思います。それ以外、今のところ有効な手立てはないでしょうから。

しかし、訪問診療は治療に限界があることも事実です。今では、自分の口でしっかり食べられることが多くの病気を防ぎ、健康で病気になりにくくなることが知られています。歯科でも入院して治療ができる施設が日本にたくさんあれば、不自由な身体で病院に行く必要も少なくなり、不必要な医療費が掛からなくなります。そうなれば国民にとっても幸せなことであるし、医療経済的にも国民の負担が少なくなるのではないでしょうか？

歯科医療施設はどのように進化すべきか

さて、かなり多くの歯科診療所が分院展開をしています。その中には、開業したけれど患者さんが思うように来ないため歯科医が少ない場所に分院を出す所も含まれます。

分院には分院長が必要です。しかし、院長が自分一人である以上、分院を出すためには他の誰かが分院長として必要です。その分院長は院長としての自分の力量と同等の歯科医がいない限り、自院の分院として看板を挙げることはとてもできないはずです。分院長はただ歯科医師免許を持っていさえすれば良いはずがありません。

医療技術というものは優秀な歯科医師の指導の下で、多くの患者さんを診ること以外には習得できるものではないのです。私の経験では、大変優秀な能力を持つ歯科医師でも、一人前と言える力を身に付けるには最低10年はかかります。その間、その歯科医師が診る患者さんは夥《おびただ》しい数になります。優秀な歯科医師には多くの患者さんが頼って集まってくるものだからです。

優秀な歯科医師を分院長にすれば、本院から離れて分院に移る訳ですから、本院で診ていた（この先生を頼って来ていた）患者さんを見捨てることになります。患者さん側から見ると、次々に主治医が変わることになり、一生を見据えた治療を受けられないことになります。そんなことが経営的にも良いことなのでしょうか？

医療は知識、技量が全てです。分院展開したからといって本院と同じ医療を提供できる訳ではないのです。多くの歯科医院を分院展開している所は、歯科医師の教育やスタッフの研修はどうしているのかな?と心配になります。

分院展開している先生には、覚えがあるはずです。分院長として雇った先生も実力がつき自信ができてくると、自分で開業をしてしまい、また新たに新米の分院長を探さなくてはならないことの繰り返しになることを。

では、歯科診療施設はどのように進化すべきなのでしょうか。

《入院可能な歯科医療施設への転換の勧め》

日本の有床歯科診療所（入院設備のある歯科診療所）は、歯科大学病院のない県で、口腔外科出身の歯科医師が、困難な口腔外科関係の疾患に対して地元で治療が可能なようにと設立されたものがほとんどです。病院歯科もその意味で地元の口腔外科の地域支援をしてきた所も数多くあります。困難な、あるいはめったにない口腔外科関係の疾患に対する治療は、多くの歯科開業医にとって苦手な所です。地元にこのような地域医療支援をしてくれる医療機関があることは心強い限りです。

前述のように、様々な障害がある障害児や障害者、種々の病気の方や、歯科治療に危険を伴う方、お年寄りなど、適切な歯科医療を受けることができない方がたくさんいます。いわゆる「医療的弱者」と言われる方々です。このような患者さんの治療も、一般的な開業医にとっては得意とは言えないでしょう。

また、北海道などでは近隣に歯科医がいないため、ちょっと難しい治療が必要な人は飛行機で通院しているという人もいます。

今でも特別養護老人ホームなどの高齢者の施設では、4割の方が義歯さえなく暮らしているという報告もあります。歯科医師が過剰だと言われている割には、歯科医療から見放されている人がいっぱいいます。このような方たちに適切な歯科医療が提供されれば、健康で医療費のかからない生活ができるはずです。

さて、このような医療的弱者と言われる方々に対して、一般の開業医は訪問診療まではできるでしょうが、入院して治療をすることはできません。また、前述のように訪問診療ではできることが限られています。よって、マンパワーを一ヶ所に集め、歯科医師の持つ力を結集し、歯科医師一人では到底できない歯科医療を行うべく深化・進化すべきだと思います。個々の歯科医師が持つ力の結集によって歯科医療が本来有する本当の力を発揮でき、また「文殊」の知恵も浮かんで来るはずです。

ＣＴなどの高額な医療機器の購入や有効な利用を考えただけでも、力を分散する分院展開は不利です。一人開業医でも、業務提携や業務統合などを視野に入れることによって、高額な医療機器の利用が考えられるのではないでしょうか。またそうすることで自院の医療経営にもきっと役立つはずです。さらに、周りの多くの開業医と医業形態的にもバッティングしないため、自院の医療経営の保全だけではなく、地域医療にも貢献することになるのではないでしょうか。

入院施設を持つと、歯科治療の範囲が大きく変わります。入院させるということは医学的管理をしなければなりません。これも一般の開業医にとっては苦手な所です。また、入院患者さんがいるということは、当直が必要になります。当直がいるということは、夜間や休日の救急事態に対応できるということです。

日本の歯科では、救急体制が全くと言っていいほど整っていません。地域の歯科医師会などが夜間救急を行っているケースもありますが、開業医が輪番制で運営し、せいぜい夜の11時頃までが手一杯で、深夜の救急体制はほとんどないのが実情です。

このように有床化（入院可能な施設を持つこと）をすることによって治療範囲や治療可能な患者さんの範囲が大幅に増え、社会に対する貢献度は非常に大きくなります。

ところが、本書を書いているうちに、医療法が改正され、有床の診療所も地域医療計画の中に組み込まれることになりました。地域医療計画とはこれ以上入院設備が増えないように、地域ごとにベッド数が決められることです。これではほぼ有床化することは不可能になります。医療法は、歯科をいつも無視しています。地域医療計画の中では歯科など全く考慮に入っていないでしょうから、歯科の病床はぜひ別枠として考えてほしいものです。

超高齢社会の中で、入院可能な有床歯科施設の果たす役割は、障害者や、高齢者、病気を抱えながら生きているいわゆる弱者を治療するばかりでなく、歯科医師臨床研修制度の中での研修医の受け入れ先としても、また、その後の歯科医師の研修の場としても極めて重要な位置を占めることになるのです。

医療はスーパーやコンビニなどの小売業とは根本的に違い、大きくなったからといって単純に品揃えが良くなる訳でも、質が良くなる訳でもありません。医療保険では医療費は全国一律ですから、勝手に安くすることもできません。治療内容が全てです。大きくなることで歯科医師間の切磋琢磨が生じ、医療資源の集約化ができ、医療内容が良くなることを期待できる一方で、考え方・やり方を間違えると却って大型倒産にもなりかねないリスクもあります。

歯科医師にも自分の生活権はあります。しかし、歯科医師の生活権を守るために、国策として国税を使って良いはずはないのです。「医療は国民のためにある」。もう一度原点に立ち返って考えなければ、国民からそっぽを向かれることになります。

《歯科医師が研鑽し合える環境構築を》

全てに通じている歯科医師などほんの僅かで、それも本当に優れた才能を持っている者が、どんなに努力しても最低10年はかかります。**歯科医療というものは底の浅いものではありません。簡単なら、国民の皆さんが歯科のことでこんなに苦しむことはないでしょう。**

人は多くの試練、研鑽を経ることによってのみ成長します。個人一人だけでは成長することが非常に難しいものです。考えてみてください、例えば、スポーツマンがどのように成長して行くのかを。コーチやトレーナーの力を得て厳しいトレーニングを行い、競技会に出て自分の実力を確認し、さらに努力してまた競技会で確認するということの繰り返しでのみ成長します。それ以外の成長法はありません。

医師や歯科医師も同じです。自分の知識、技量を高めるためには客観的評価を得られる競技会、試合に匹敵する所で研鑽を積む以外ないのです。そういった意味でも、一人開業医が自分の技量を高めていくことは大変困難なことだと思います。そこにはやはり、同じプロフェッショナルとしての第三者的歯科医師の評価が必要ではないでしょうか？　そのためには、多くの歯科医師が一人で開業するシステムを変えなければならないと思います。

患者さんによる評価が全てだというかも知れませんが、患者さんはやはり素人です。何百人もの歯科医師の治療を受けてみた客観的評価ではないでしょう。せいぜい数人の歯科医師の治療を受けたに過ぎません。複数のプロフェッショナルとしての歯科医師が、常にお互いを評価し、研鑽し合う環境こそが最も必要かつ大切なことであると思います。一人開業医がいけないと言っているのではなく、一人で開業するまでの間、充分に研鑽を積む場が必要だと言っているのです。10年、20年トレーニングを積んだ後、その力量を生かし、それぞれの地域で開業するのはすばらしいことです。

しかし歯科界にはそのトレーニングをする場がないと言っているのです。このような理由からも多くの歯科医師がいる歯科の病院が日本に多くできることは大切なことだと思います。

アメリカ型歯科分業制は患者にとって有用か？

一般の方々は、「歯科」は歯科であり、医科のように外科や内科、整形外科、産婦人科などのように分かれていないものと思うでしょう。ところが大学では、多くの講座、診療科に分かれています。

ムシ歯を治療する保存科、ムシ歯が歯髄にまで及んでしまった場合には歯内療法科、歯周病には歯周病科、冠やブリッジを作る補綴科、義歯を作る床義歯科（補綴科に含まれることもある）、子供の歯を治療する小児歯科、口腔外科、歯科麻酔科、歯科放射線科、予防歯科、歯科矯正科、近頃では高齢者歯科、障害者歯科、特殊診療部などというものもあります。それぞれの講座（診療科）で教育や研究、そして診療が行われているのです。研究をするのなら講座に分かれていてもあまり問題はないのですが、問題は治療をする場合にそれぞれの診療科に分かれてしまっていることです。

総義歯の患者さん以外は皆さん歯があります。部分義歯を入れたいと思っても、単純に義歯を作れば済む訳ではありません。保存することが不可能な歯の抜歯や、歯周病の治療、歯の根の治療や冠やブリッジの製作など歯科関係の様々な治療が必要で、その上で部分義歯を作ることになるのです。したがって、右記のたくさんの診療科のうち1科で済むことなどほとんどありません。歯科を訪れる患者さんの口腔内は複合型の疾患で満ち溢れていて、決して単純な1つの診療科では扱えないことが多いのです。では、患者さんはどこの診療科に行けばいいのでしょうか？

多くの講座、診療科に分かれた大学の診療、教育システムはアメリカを手本としたものです。また多くの国でも同じように行われているらしい。

アメリカでは開業医も専門医制が発達していて、ムシ歯の治療はその専門医へ、ムシ歯が歯髄まで達していたなら、歯内療法の専門医へ、結局抜歯になったなら口腔外科専門医へ行って治療を受けることになるそうです。歯周病なら歯周病専門医へ行き、義歯になると補綴専門医へ行くことになります。ＧＰと呼ばれる一般の歯科医もいますが、多くの歯科医師は専門医の資格を取るために努力しているそうです。

では、皆さんはアメリカのような制度が良いと思いますか？　自分が患者であるとの立場で考えてください。

最近のアメリカでは、医科でも分業型の専門医のみで構成される医療提供体制に疑問が噴出し、「家庭医」の存在意義の見直しが行われているようです。ここで言う家庭医とは、一人の患者のみならず、その患者の家族全員を診て、遺伝的要素や生活習慣、環境問題など人間の生存全般に関わることをふまえて、診療および生活習慣の改善を助言することが役割です。ですから家庭医は、婦人科であろうと脳外科であろうと全ての医学に通じ、その全てを治療することはないけれども、適切な医師を紹介することがその目的となっているそうです。

日本でも超高齢社会の中で、これまでの臓器別分業制（内科、外科、整形外科、泌尿器科、脳神経外科などの多くの診療科別に治療がされていること）の反省から「総合診療科」の設立が厚労省を中心に検討されているようです。高齢者などはひとつの疾患だけではなく高齢化に伴って様々な疾患を併発していることが多いからです。

社会は人間（高齢者）を丸ごと診てくれる医者を必要としていますが、今後どのような展開になるのでしょうか？

第5章　歯科医療技術の伝承と医療リスク

歯科医療への志と現実

我々が目指している歯科医療は国民にとって大変重要なものだと確信していますが、有病高齢者や、様々な合併症がある障害者などの歯科医療は、それが重度になればなるほどリスクが増加します。身体が健康な人だけを診ているほうがリスクは低く、手間もかからないことは誰でも分かるでしょう。リスクの高い人を診ることは誰でも避けたいはずです。

リスクの高い人を診ても今の保険制度ではほとんど評価されません。また、リスクの高い人を診るためには様々な検査や準備が必要ですが、歯科ではほとんど全く評価されません。それは、先に述べたように歯科はもともと健常者を対象にした学問体系になっているからです。ですから、中医協で歯科医療費を決める際にも歯科治療を行う場合のリスク評価に対しては、充分な理解があるとは言えず、したがって健康保険上の評価はほとんどないに等しいのです。

そのような環境の中で高齢者、有病者、障害者の歯科治療をしていくことになると、特に診療所の入院では大きな赤字を生み出すことになります（前述のように診療所は病院よりもずっと低額な入院費に設定されている）。

私たちは歯科医師の課せられた義務としてやっていますが、経済的には他の外来部門などで補填することで何とか経営しているというのが実情です。しかし、経営的に不安のある歯科医院では、例えその志や、知識、技術があっても高齢者、有病者、障害者の治療を恒常的に行うことは困難でしょう。設備や人材の確保、その維持および低医療費のため診療所自体が潰れてしまいます。一人で開業するということのデメリットはそんな所にも現れます。

さて私たちにも重大な悩みがあります。

志を高く持ち、仮に経営的にも上手くいったとしても、リスクを抱えた人たちの外来・入院に関わらず、これからもこのような診療形態を恒常的に続けることは可能でしょうか。

失敗経験なしに、医師や歯科医師の成長はあるか

医療過誤や医療事故といった報道のない日はほとんどないと言って過言ではありません。幸い歯科医療界では人命に関わることは少ないのですが、ゼロではありません。しかし、命に直結する医療過誤は少ないとはいえ、多くの医療過誤問題が起きています。

日之出歯科診療所では、厚生労働省によって歯科医師臨床研修制度が義務化されるずっと以前から独自の研修制度を作っており、多くの新人研修医が集まります。2年間の研修期間を設けていますが、これを無事終了し、合格と認められた者のみ、初めて歯科医師として採用されます。しかし、この10年ほど、研修を無事終えて歯科医師として採用になった者は、ほんの少ししかいません。研修医になるにもかなり厳しい試験を課しているにも関わらず、このような結果になっているのです。私たちはこの現象に頭を痛めています。決して私たちが基準を上げ、厳しくしている訳ではないのです。それにも関わらず研修後に歯科医師として採用される者が少ないのです。

医業経営というものは設備や器械、材料に依存しているのではなく、ほとんどが人

間、人材、歯科医師の能力に依存しています。すばらしい能力を持った歯科医師がいることが必須の条件になります。そのような歯科医師には黙っていても多くの患者さんが集まります。たとえ時間をかけ、交通費を払ってでも治療を受けるために駆けつけてくれます。

しかし、非常に優秀な歯科医師といえども、はじめから優秀な歯科医師ではありません。あらゆる職業がそうでしょう。良い指導者に付いて、長い間の研修と正しい評価、経験を経て初めて優秀な歯科医師ができます。研修期間中には様々な手順で教育を受けるのですが、マニュアル通りには行きません。

医師も歯科医師も神様ではありません。たとえ手技はゴッドハンドと言われたとしても、身体はただの人間です。物理的に、それ以上診ることができない限界がありま す。それでも無理やり「私だけは」診て欲しいという患者さんが多くいます。医師・歯科医師には応需の義務があり、正当な理由なく診療を拒否することができません。しかし物理的に無理なことをやれと言われて事故になったとしたら・・・

私にも新人の時がありました。そこから長い年月を経て多くの患者さんを治療することで、成長させてもらったと思います。私はもうすぐ歯科医師としての仕事を止めることになるでしょう。あるいはその前に仕事ができなくなるかも知れません。いずれにしても未来永劫歯科医師をする訳には行きません。

医療技術というものは次の時代に引継ぎ、更に発展させていかなければならないものなのです。そのためにはどうしても次世代の人に経験させなければなりません。私の新人時代にも、いくつかの小さなミスがあったかも知れません。医療過誤と言われるほどではなかったかも知れませんが、それでも小さな失敗を重ねて成長したと思います。歯科医師も普通の人間ですので、はじめから何でもできることなどあり得ません。臨床医は、患者さんの協力を得て立派な医師・歯科医師になることができるのです。

現在では、歯科大学の偏差値が低下しています。勉強だけで言えば勉強のできる人が歯科医師を目指さなくなっているのです。歯科医師が割りの合わない業種であることが世間に知られてきている証拠ではないでしょうか。医療過誤・医療事故など、厳しく糾弾される割には保険診療の単価が異常に安い。このことを世間の皆さんが気付き始めているように思います。

昔、東大の有名教授が退官をする時に、自分の生涯の誤診率は10数％（正確な数字は忘れましたが）であったと、正直に発表しました。とにかく国民の予想よりもはるかに大きな数値でした。このことに関して、当時のマスコミは様々に書きたてたことを覚えています。この教授はすばらしい勇気を持った方で、大変正直な方だと思います。あるいは国民の希望、気持ちをあまりよく理解できない超エリートだったのかも知れません。

10％の誤診をすることは人間として許されないことなのでしょうか。自分が誤診をされた時のことを思えばそれは許しがたいことでしょう。しかし自分の立場が逆であったとしたらどうでしょう。

正解が明瞭な問題であっても常に100％正解できる人間はいません。臨床では個々の人の身体や条件は全部異なります。算数や数学のようには行きません。そこには常に正解があるとは限らないのが臨床です。**もし正しい医療をすれば全ての病が治るのであれば、誰も死んだりしないでしょう。**

常に100％の正解をする人間などあり得ないと思いますし、仮にいたとしても、そんな人しか医師や歯科医師になれないとしたら、医師や歯科医師の数は全く足りないということになってしまいます。

手が動かなくとも歯科医師は務まるか

ところで、この頃の学生や研修生を見ると共通するものがあります。質問や議論をしないのです。また手があまり動かないことも共通項です。

質問がないことは皆分かっているからだと思って、逆に質問してみると、ほとんど何も分かっていません。見学してもよく見ていないため、こちらの質問の意味がよく分からず、とりあえず答えておこうとでも言うようにトンチンカンな答えを言います。

特に小さな技術というものは門外不出の所もあって、本などには決して書いていないものです。歯科医療はそうした小さな技術・経験の積み重ねででき上がっている所もありますから、こちらが大きな気持ちで全てを見せているのに、よく見ていないのは残念ですし、技術の伝承が行われません。もしかしたら、よく見ていないのではなく、見てもよく分からないのかも知れません。技術的に下手な人には共通する所があって、その手技が上手か下手かを峻別することができないのです。これでは自分の中で、技術の研鑽目標がイメージできません。

また、議論をあまりしないのは議論に慣れていないことが原因だと思います。学校でも相手の考えや気持ちを尊重するように教えられてきたせいか、そうだね、それもそうだね、一理あるね、で終わってしまう癖がついているように思えます。議論を戦わせることはまるで喧嘩か何かのように思っているらしい。こちらが質問に答えると、ハイ分かりました、で終わってしまう。こちらの答えにさらなる質問は決して出てこない。何が分かったのか尋ねると、やはり分かっていない・・・。

また、今どきの若い人の手は本当に動かない。ゲーム機や携帯電話の操作はすごく上手にできるのに、道具を上手に使えないのです。道具というものはほとんどが、テコやクサビの原理、慣性の法則を使ったものです。これら紀元前から使っていた人類の英知を今の人たちは上手に使えません。力点、支点、作用点などの言葉や計算はできても、それらを原理とした実際の道具は使えないのです。数学で習ったベクトルという言葉を知っていても、ベクトルを原理としたクサビとは何のことか、どう使うか全く分かっていません。日本の教育はどうなってしまったのでしょうか？

歯科では刃物も多く使いますが刃物の原理もよく理解できないようです。

小刀は片刃で包丁やナイフには片刃と両刃（諸刃）（図6）があることはもちろん知りませんし、たとえ知ったとしても、なぜ両刃と片刃の刃物があるのか、その必要性に関して知ろうともしません。関心を示すこともありません。日本刀は両刃ですが、日本料理に使う出刃包丁や刺身包丁、菜切り包丁、大工道具の刃物の多くは片刃です。近年作られた三徳包丁は両刃です。西洋の包丁やナイフはほとんど両刃です。それぞれ使う目的によって形ができ上がっているのです。

実際使ってみると、その意味がすぐ分かります。ですから、片刃の包丁には右利き用と左利き用があります。両刃では、魚をきれいに下ろせないのです。しかし今の人は「へーそうなんですか、知りませんでした」で終わります。なぜそうなっているのか、どんな意味があるのか、実際使ってみてどうなのかなど、そこまで突っ込んで考える者はほとんどいません。これでは人類の英知が有史以前に戻ったとしか言えないと思います。

そもそも「教育」とは長い人類の歴史の中で積み上げ、形成されてきた知識を、初めから繰り返して試行錯誤することがないように、後世に伝承することが目的です。ここにはやはり学校教育の問題点や、家庭における生活の問題点が潜んでいるような気がしてなりません。急激に日本人全体が劣化したとは思えないのです。

図6　片刃と両刃の断面（右利き用の刃物を手元から見た図）

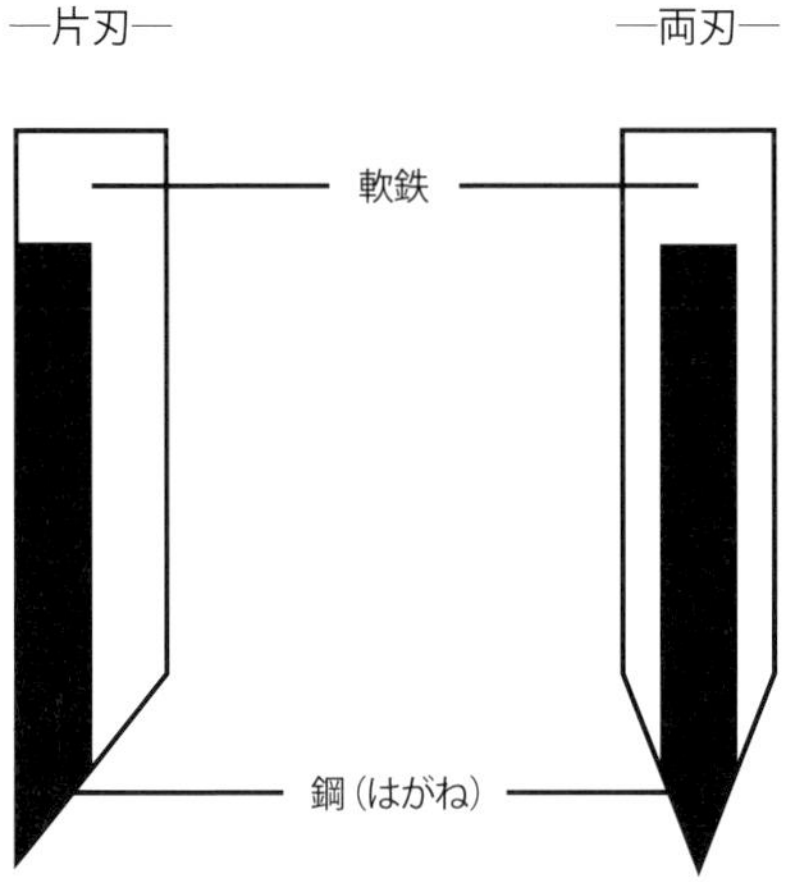

先日、研修医の採用試験で衝撃的なことがありました。針金細工をするプライヤーや石膏を削る小刀を逆手に持って使用している者が現れたのです。考えもつかない使い方です。名門国立大学の学生です。私たち一同は本当に衝撃を受けたものです。

　これらの事象は、子供たちが年上の子供と共に自由に外で道具を使いながら、自分たちの遊ぶ「遊具」を作る機会が少なくなったせいだと思います。私たちの小さい頃は、ちゃんばらで使う刀は、山に行ってのこぎりで木の枝を切り出し、小刀で木の皮を剥き、形を整えました。小石を飛ばすパチンコも同様です。山から形の良いY字型の小枝を切り出し、ゴムチューブを買ってきて、皮の小切れに穴を開けて、それらをタコ糸で強く結んで作るのです。足で舵を取ることができる「橇《そり》」も、鋸《のこ》やカンナ、錐《きり》、ドリルなどを駆使して自分たちで作りました。橇の雪と接して滑る部分は、引き戸に使用する鉄のレールの切れ端を拾ってきて、金切り鋸で切り、その先端をストーブで真っ赤になるまで熱し、金槌でたたいてアール（丸み）をつけ、取り付けるのです。全体の長さは１・２ｍほどで、幅は30cm余りです。こんな遊具も小学校高学年や中学生の子供が自分たちで作っていました。

図7　子供の頃に作った「舵とり橇《そり》」

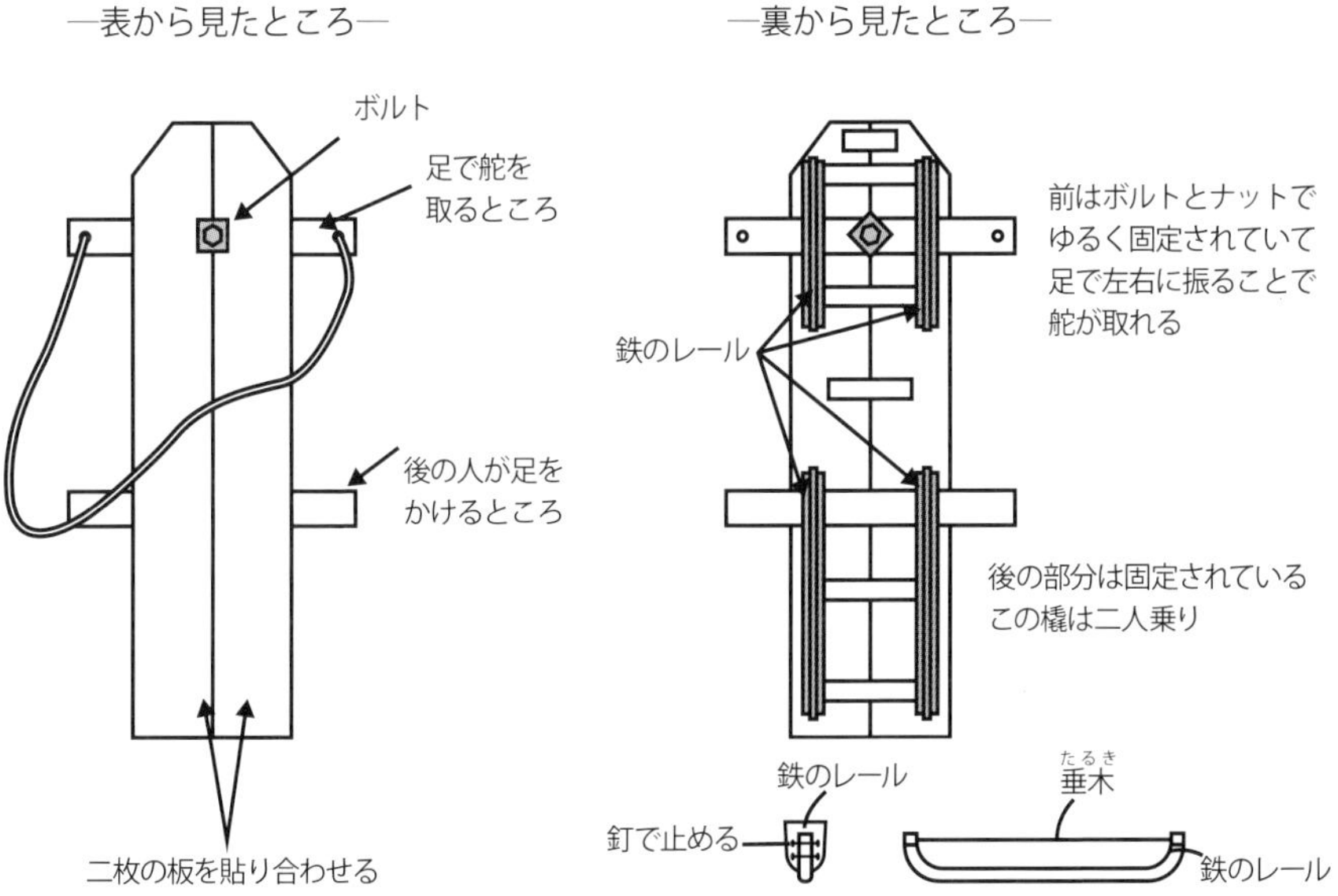

図８　子供の頃に作った「木製ピストル」

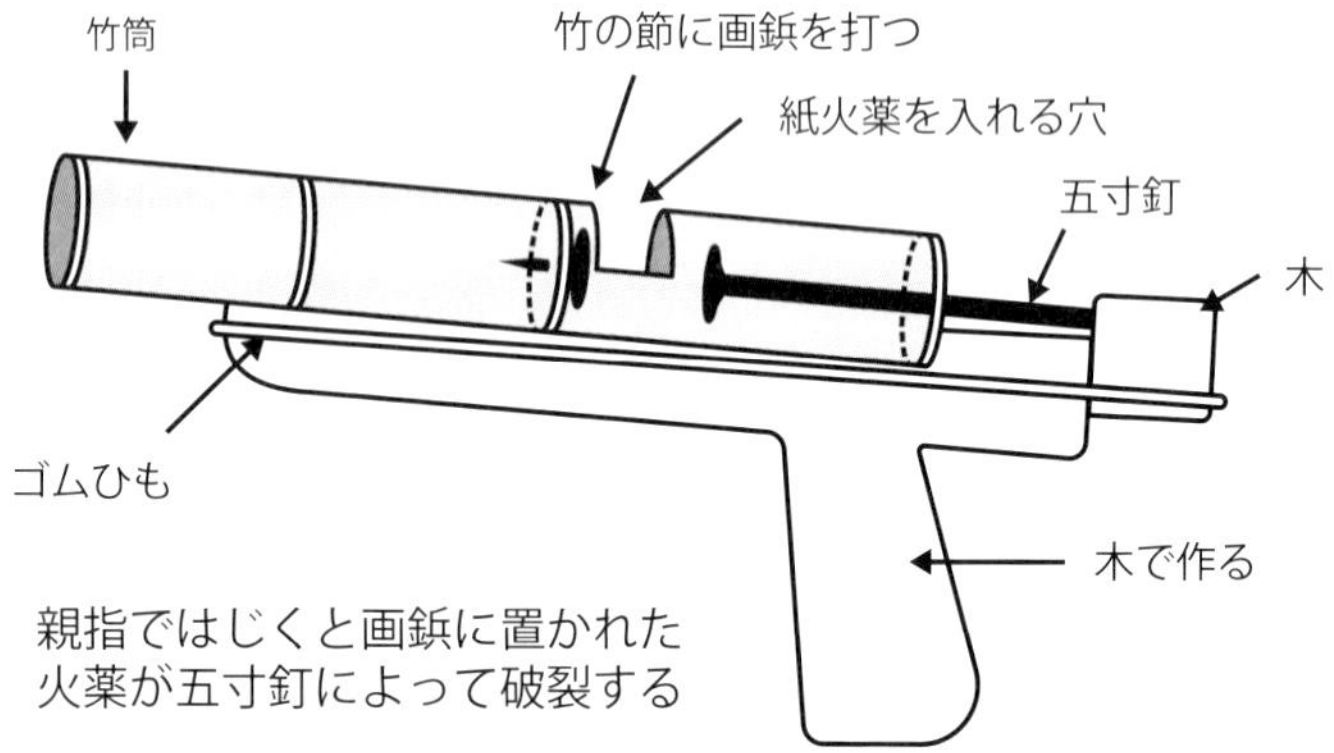

紙火薬を鳴らすピストルだって竹や木、釘などを使って作りました。みんな自分たちで作り、ピストルごっこをしたものです。（図８）時には怪我もしたでしょうが、そうやって年上の子供を見て道具の使い方を覚え、結果として田舎の子供たちにとっては技術の伝承が行われたのです。言葉は知らなくとも小さい時から、そんなことをして道具を使いながら「遊具」を自分たちで作り、作ることがまた遊びだったのです。

人類は手を使うことで直立し、さらに、手を器用に動かすことが大脳の機能を飛躍的に発達させ、結果、地球上で動物界唯一の大繁栄をしました。「手を使うことこそが人間の知能を発達させる」。それは現代においても真実であるような気がします。「手が動く器用な人には頭の悪い人はいない。しかし、頭の良い人は必ずしも器用とは限らない」。私がいつも言っていることです。「頭が良い」とは知識を覚えることではなく、頭に入っている知識をいかに組み合わせて、上手に使いこなすことができるか、ということのような気がします。また、得られた知識、記憶から想像する能力が豊かな人も頭が良い人と言えるでしょう。

その点が現代の若者に欠けていることではないでしょうか。ですから、優秀な歯科医師や外科系の医師としての適性がある人が少なくなっているように思えます。

第6章　歯科医療に不可欠なパートナー

歯科衛生士の重要性

歯科衛生士とは立派な国家資格であって、歯科衛生士の行うことのできる業務内容は、歯科医療においては看護師以外には歯科衛生士の資格がなければできません。一方では医科の医療を行う場合の「診療の補助」は看護師以外できません（保健師助産師看護師法 通称、保助看法31条）。これを**業務独占**と言います。医療行為における診療の補助を看護師の資格がない者が行った場合には、懲役2年以下、あるいは50万円以下の罰金刑となり（保助看法43条）、刑法に触れる重罪となります。

しかし歯科医療に限っては看護師以外に歯科衛生士が診療の補助をすることができます。これも業務独占です。ですから歯科衛生士の資格のない者が診療の補助をすることは許されません。しかしながら、法律ではそうなっているものの歯科衛生士の養成を、国はほとんど行っていません。国立の歯科衛生士養成所は全国4ヶ所の国立大学歯学部に学科・専攻があるだけで、他は県立などの公立の養成所が15校ほどあり、残りのおよそ１４０校は全て私立や歯科医師会立などです。
歯科衛生士の養成には、歯科医院で使う高価な診療イスや様々な実習設備、実習に使う機械・器具、歯科用材料を大量に用意しなければなりません。看護師の養成とは違い、補助金も基本的にはなく、入学金や授業料も比較的高くなりがちです。歯科衛生士を志す方々も、養成所を経営する方々も大変で、現在ある養成所だけではその需要を満たすことができず、全国的に慢性的な歯科衛生士不足が続いています。特に郊外や田舎では、採用したくともほとんど、いや全く歯科衛生士がいないのが実情です。

歯科医師が歯科医療を行う場合には歯科衛生士がいなくては非常に不都合です。患者さんに歯科医師が一人で治療を行うには危険がいっぱい伴います。例えば「仮歯」を外す時や、冠の試適時などは、外した物を飲み込ませる危険がありますから、できるだけ一人では行わないことです。歯を削る時に、とても舌を切りやすい下顎の小さい人（欧米人に比べて日本人には非常に多い）に対して、歯科医師が一人で1分間に40万回転もしている刃物で歯を削るのは危険がいっぱいで、舌を排除してくれる人が必要です。歯科衛生士の手を借り、効率よく治療をすることが歯科医師にとっても、患者さんにとっても必要なことだと思います。

看護師のいない病院を考えられないのと同様に、歯科治療をする時に歯科衛生士がいないことはあり得ないのです。安全性、効率性そして患者さんの心のケアを考えた場合に、歯科衛生士の重要性は計り知れません。

歯科衛生士は、歯科医師の「診療の補助」以外に、歯石の除去やムシ歯・歯周病の予防処置をします。さらに、患者さんの口の中の清潔を保つために、個人個人に必要なブラッシングを中心とした口腔衛生指導をします。そして患者さんの心のケアをします。口の中を清潔に保つのは、簡単ではありません。歯並びや、口の中の疾患の状態に合わせた個々の指導が肝心です。指導しっぱなしではなく、患者さんが自分で実行できるところまで持って行く必要があり、患者さんの手の動き、上達度に合わせた指導がとても重要です。さらに言えば、患者さんの心を傷つけることなく上手に行わなければなりませんので、コミュニケーション技術がとても大切です。

現在のような超高齢社会では、自宅や病院、施設に出向いて行う、通院できない高齢者のための歯科口腔ケアも大きな仕事のひとつです。高齢者の歯科口腔ケアは誤嚥性肺炎（飲み込む機能の低下により、食べ物が誤って食道ではなく気管に入り、結果として肺炎を起こすこと）を防ぐために、非常に重要な仕事になります。歯科衛生士によって、しっかり口腔内が管理されている施設では、管理されていない施設に比べ肺炎で亡くなる人の割合が明らかに低いことは、近頃ではよく知られるようになりました。（195ページ・図9参照）高齢者施設では医療費がどれほどかかろうと、入ってくるお金は定額制ですが、歯科口腔ケアをしっかりすることで肺炎が減少するのですから、利用者にはもちろん、経営的にも推奨されて然るべきです。

歯科衛生士と診療補助

《保健師助産師看護師法（保助看法）と歯科衛生士法》

日本で歯科衛生士の業務範囲を定めている法律は、歯科衛生士法です。歯科衛生士法というのは、基本的に保助看法と同じ法律です。特に「診療の補助」範囲を規定した文言は保健師、助産師、看護師の名称が、歯科衛生士に置き換わり、医師が、歯科医師に置き換わっただけの法律になっています。つまり、看護師等に認められた「診療の補助」行為は、歯科医療においては歯科衛生士がそれに取って代わることができるということになっています。

《看護師と「診療の補助」》

長い法廷論争の果てに、厚生労働省は看護師による静脈注射（静注）を認めました。保助看法から言えば当然のことで、かつ世間における実態は看護師が静脈注射をすることなど当たり前に行われてきたにも関わらず、しかも、医師が行うより、看護師のほうが上手だという実態があるにも関わらず、さらに言えば、司法の場では、看護師の静注はずっと以前から適法であると判断されてきたにも関わらず、ようやく（平成14年）看護師による静注が認められました。この静注こそ、「診療の補助」の象徴です。

《歯科衛生士の「診療の補助」》

歯科衛生士は、歯科医師の直接の指示があれば、非常に大きな範囲で「診療の補助」ができます。歯科医師しかできないことを除けば、多くの診療補助行為が法律的にできることになります。できるか、やらせるかは歯科医師の判断になり、法律の問題に帰すものではありません。しかしながら、歯科衛生士の業務範囲は、法律はどうあれ、実質的には、いわゆる常識的な範囲ということになるでしょう。

「診療の補助」の範囲において保助看法と歯科衛生士法が同一の文言からできてい

ることを考えると、歯科衛生士が静脈注射をすることも可能と考えられます。しかし、歯科医師自身に静注を指導することができなければ、それを診療補助とすることには無理があります。では、歯科医師が常に静注をしており、それをベテランの歯科衛生士に教え、問題なくできたとしたらどうでしょうか？

平成18年11月に、神戸のある病院歯科で「歯科衛生士が日常的に採血・投薬を行っている」と、新聞による告発記事（共同通信）が出ました。歯科衛生士が採血（静脈注射）を行うのは違法ではないかという論調です。これに対し、厚生労働省は即座に「今回は条件が整っており法に触れないが、技能がない場合などは違法行為の可能性がある」とコメントを発表しています。当然といえば当然ですが、今までの厚生労働省の対応の仕方から見れば、画期的とも言えるほどのすばやく的確な対応であったと言えます。この病院では歯科医師が常に静注や点滴を行っており、歯科衛生士にも指導をして歯科医師の指示の下で採血や点滴を行っていたのでしょうから、歯科衛生士法を遵守している訳で、何の問題もないのです。

静注ができるようトレーニングを積んだ歯科医師は少ないので、この点も教育の見直しが必要でしょう。炎症が酷く痛みが強い場合には抗生物質の点滴は有効ですし、ショックによる急激な血圧低下などの緊急事態にも点滴や静注が必要です。歯科医師や歯科衛生士も訓練を積んでおくことが超高齢社会ではますます重要になってきます。

さて、歯科で行われる麻酔の90％以上は浸潤麻酔（局所麻酔）ですが、これを歯科衛生士が行って良いかという問題もあります。

浸潤麻酔は歯科医師であれば誰でも行っていますので、歯科衛生士に指導し、トレーニングをすることも簡単です。歯科衛生士法から見ても当然、浸潤麻酔は歯科衛生士が行うことができると思います。ただ、歯科衛生士が行わなければならない必然性を考えた時には、現状では歯科医師が行うほうが良いかも知れません。

痛くなく浸潤麻酔をするには様々なテクニックがあります。それらを全て歯科衛生士に教えて理解させ、訓練するくらいなら、自分でやったほうが早いと思います。しかしながら、それはあくまで私（歯科医師）の判断です。

この問題に関して、日本歯科麻酔学会では、歯科衛生士が浸潤麻酔（局所麻酔）をすることには絶対反対の意見を出しました。

歯科医師教育の中では実際に浸潤麻酔を指導教官の下で実習するのは1回か2回で、後は自由にやっています。歯科で繁用する浸潤麻酔（局所麻酔）に比べれば、静脈注射、採血、点滴、腰椎麻酔など技術的にはずっと高度な行為を看護師が医師の指示の下で行っています。浸潤麻酔は殊更難しい技術ではなく、歯科医師の指示の下であれば何ら問題のあることとは思えません。

歯科衛生士教育への提言

歯科医師教育と同様に、歯科衛生士教育についても提言したいと思います。ひとつは、歯科衛生士教育に使う教科書です。歯科衛生士の教科書は、歯科衛生士の業務内容とはどんなものなのか、歯科医師とどこが違うのかという要所をしっかりと押さえて作られる必要があると思います。歯科衛生士には、歯科医師教育のような細かい用語までは必要ありません。歯科衛生士に必要な知識、技術、それらの更に基本的な知識について、基本的コンセンサスを得ることが最も重要であり、その上で作られることで、多くの教科書の中身の重複も解消されるのではないでしょうか。

歯科衛生士教育は、薄く幅広い知識を求めるのではなく、しっかり意味が分かるよう行うべきだと思います。そして、自分で物事を判断できるようにならなければ、医療事故が絶えず起きる結果になります。臨床は、マニュアル通りという訳には行きません。刻々と変化する状況に合わせ、どうしたら・どうなるのかを自分で判断でき、それに対処する力が必要です。それには常に歯科医師や、先輩、後輩入り乱れて話し合う環境が必要ですし、それによって判断力を高めていく必要があります。

もうひとつ極めて大切なことは、技術力の鍛錬です。第5章で述べましたが、歯科医師は手が動かなければ臨床はできません。歯科衛生士も同様で、技術訓練を充分な時間をかけて行うことが必要です。その意味でも、歯科衛生士教育が3年制以上になったので良かったと思います。しかし、そのほとんどが座学に使われています。歯科衛生士に求められる技術はほとんど訓練次第で高められますから、ぜひ実習時間に充ててもらいたいものです。

国家試験も資格試験なのですから、「これだけは意味も含めて完全に知って欲しい」という所を出題して欲しいものです。

私が大学時代に教わった歯磨き方法も全く理屈に合っていないものでした。今では方法は変わっているようですが、歯磨き（ブラッシング）の理屈からするとほとんど進歩していないように思えます。学校でしっかり教わらないことも、医療現場で少しずつ本当の意味を知っていくことになるのです。

何の目的で歯磨きをするのか。それは、ムシ歯を予防するためなのか、歯周病を予防するためなのか、治療のためなのか、再発予防のためなのか、悪化防止のためなのか、患者さんの年齢や環境、意識レベル、諸々の社会的要因などによっても微妙に指導法が違います。患者さんに歯磨きのマニュアルを渡せば済むことではありません。あらゆることが教育です。全てが教育の問題に帰結します。

厚生労働省は以前、「歯磨きは医療ではない」と発表しました。もし歯磨きが医療の範疇だとすれば、専門職（歯科衛生士）がいない介護現場で介護職種が高齢者の歯磨きをすると、医師法や歯科医師法違反になってしまいます。止むを得ない判断だとは思いますが、例え教育課程で不備があるといえども、臨床の場で経験を積んだ歯科衛生士と素人では、指導法にも実際の歯磨きにも雲泥の差があることもまた事実です。

歯科技工士の重要性

歯科技工士もまた重要で、なくてはならない職業です。もし歯科技工士がいなくなれば、良質な歯科医療を求めて、国民に暴動が起こるかも知れないと言っても過言ではありません。

患者さんが歯科技工士の現場を見る機会があったなら、きっと感激してしまうに違いありません。こんな細かな、それぞれ皆違う形や材料の物をとても安い単価で作っていく。実際に作業をする様々な手順を見て、医療費（歯科技工料）が高いなどと思う人は誰もいないと断言できます。むしろ、その安さに同情を覚えることは間違いありません。単価が安いのは、もちろん国で決まっている保険医療費によってその単価が決められていくからです。

しかし歯科技工物は全てが単品です。工場のように生産効率を上げることで、単価を下げることはできないのです。しかも、その単価は、保険医療費の名目で国から押さえ込まれています。ですから、あきれるほどの安い工賃で仕事をすることになります。

そのことが知れ渡ってきているのか、年々優れた人材が歯科技工士を目指すことが少なくなっています。歯科技工士養成所卒業後、歯科技工士を続ける者も減少しています。歯科技工士の仕事は極めて職人的な部分も要求されると同時に歯科医学的知識はもちろんのこと、物理化学的知識も大いに要求されます。高いレベルの素養がなければ務まらない職業です。

現在の社会情勢では、労働条件が悪ければ良い人材が集まらないのは当たり前で、物理化学的素養と職人的技術とを兼ね備えた人物が、このような極めて単価の低い職業に集まる訳がありません。しかし、歯科医療はこれらの資質を兼ね備えた人材を必要としています。この相反する命題が我々歯科医師を悩ませ、優秀な歯科技工士が少なくなる結果を招いています。的確な問題解決策が得られない現状では、結局そのツケは全部、国民が背負い込むことになっています。歯科医療費に関わる眼前のほんの僅かな医療費をケチることによって、膨大な医療費が消費される現在の日本の医療構造はこれまでの章でも明らかにしてきました。

国民の健康を守るということが、すなわち国を守るということであり、防衛費をどれだけ使おうと国を守る国民が健康でなければ国を守ることなど不可能です。国民の健康を守ることが最大の国益であると思います。

歯科技工士が減っている、あるいは有能な若者が歯科技工士という職業に魅力を感じない現状は、医師や歯科医師に有能な者が集まらない政策と同じく、国家として極めてリスキーなことです。

歯科技工所と歯科技工室

歯科技工士は歯科技工士法によって開業して「歯科技工所」を経営することができます。一方、開業せずに、歯科診療所で歯科医師の下で働いていることもあります。そのような所は歯科技工室、あるいは歯科技工部と呼ばれます。勿論、開業している「歯科技工所」に勤務している歯科技工士もいます。

昨今は歯科診療所で歯科技工室を持ち、歯科技工士を雇っている所は珍しくなりました。本当は歯科医師1人に1人の歯科技工士が理想的だと思うのですが、1人の歯科技工士でさえ雇う余裕がないのです。もちろん健康保険の義歯やブリッジ、冠などの補綴物の単価が異常に安いこともその理由です。

歯科技工所に勤める歯科技工士は、自分の作った技工物（補綴物）が患者さんの口の中でどのように収まっているのか、どんな不都合が生じているのかを見ることはありません。きれいに入ったと喜んでくれる患者さんの顔を見ることもできません。また歯科医師が自分たちの作った補綴物をどんなふうに調整して入れているのかを見る機会もありません。実際に作ったものがどうなっているのか見る機会がないということは、評価が得られないということなので、本当の歯科技工士としての腕が上がるのも遅くなる結果になりがちです。作っただけ、やっただけでは駄目なのです。それが使われてどうなったか、長い間使われてその結果どうなったか、患者さんがどれほど喜んでいるかを知ることができなければ、本当の良い仕事はできないはずです。

また、歯科医院とは独立して「歯科技工所」を経営している所では効率を上げるため、分業制を敷いている所も多くなってきました。単価があまりにも安いため、1人の歯科技工士が様々な技工物を作ることができるまで育てることができないのです。技工物製作の一部分を覚えるだけなら、比較的短期間でできるようになります。そうやって分業制にする訳です。しかし、これも歯科技工所としては止むを得ないのでしょうが、働いている歯科技工士はつまらないでしょう。働き甲斐を見つけることが難しくなります。

日之出歯科診療所で働いている歯科技工士は、一般的な歯科技工士の得る収入よりはずっと高い収入があります。5年目の歯科医師よりは、中堅どころの歯科技工士のほうが給料は良いでしょう。それほど歯科技工士を重視しています。

仕事が早く終わり早く帰宅できるように、自分たちで作業工程を工夫したり、歯科技工助手（後述しますが、日之出歯科診療所独自の職種です）を上手に使い、作業効率を上げるように指導しています。しかし、保険の補綴物（技工物）は単価がべらぼうに安いため、なかなかそうはいきません。職人気質というか、単価が安いからといって手を抜くことはできないし、歯科医師がまたそれを許さない。結局、労働時間が長くなりがちです。

やはり、人を感激させるほどの技術を持つ技術者が、その技術を以て一家を養えるだけの単価が欲しいところです。歯科技工士という職種が胸を張って、誇りを持って生きられるような社会にしなければ国民が歯科医療に関して不幸になるだけです。

日之出歯科診療所では歯科技工士が25名ほどいます。そのうち10名ほどが歯科技工助手で、全員女性です。一方、歯科技工士は全員男性です。技工士、技工助手どちらも全員、歯科技工士の国家資格を持っています。ではなぜそのような職種に分かれたのでしょうか。

ある時期、4人の歯科技工士を採用しました。2人が女性です。この2人は技術的に上手で期待していました。一方の男性陣は技術的には大したことがない。ところが、勤務して2ヶ月も経つと女性の親から、「若い女を長時間労働させるとは何事か」と、電話があり、結局退職に至りました。

そこで編み出したのが、「歯科技工助手」制度です。

歯科技工助手は、歯科技工士と違い、完全に時間性です。給料体系も歯科衛生士と同じにしました。退社時間も明確です。一方、歯科技工士は給料体系が全く違います。もちろん歩合制はとっていません。歩合制では病気になったり、年を取って働けなくなった時には著しく収入が下がるからです。それでは安定した家庭が築けません。
歯科技工助手と歯科技工士どちらでも自由に選択できるのですが、全ての女性は歯科技工助手を選択し、一方男性陣は歯科技工士を選択します。

私は、保険診療の補綴物の歯科技工料というのは患者さんが直接歯科技工士に支払う制度になれば良いなと思っています。つまり、薬局と同じです。歯科医師は処方箋の代わりに歯科技工指示書を書き、処方箋料の代わりに歯科技工指示書料を患者さんからいただき、できた技工物（補綴物：義歯や冠など）の料金は患者さんが歯科技工士に直接支払うか、あるいは歯科医師が患者さんから一時お預かりしてそのまま歯科技工士に渡す。このような仕組みです。その代わり、歯科技工料を上げてもらう運動は歯科技工士が自分たちですることになります。処方箋薬局では、まさしくこの通りに行われています。一方で、技工所からできてきた義歯や冠などの補綴物を口の中にセットするには、それ相当のチェックが必要ですし、口の中でぴったり合わせるための細かな技術が必要なので、歯科医師は充分な装着技術料をいただくことになります。

歯科技工士教育への提言

歯科技工士の教育についても、提言したいと思います。

まずは教育年限が今でも2年制であるということです。歯科技工士はご存知のようにその仕事のほとんどが技術です。もちろん材料学や金属学、咬合理論なども勉強する訳ですが、何といっても技術修練に時間が割かれます。3年制と言わず4年制でも良いのではと思います。そのくらい覚えること、身に付けなければならないことが、数多くあります。使う道具、材料の数も驚くほど多く、それらに関する知識が充分でなければ技術にはなりません。手を動かすだけでは上手にはならないのです。

また、同じ歯科関連職種でありながら、歯科技工士は「歯の磨き方」さえ習ってきていません。これではどんな歯の形が磨きやすく、どうしたら良くないのかをそれぞれの症例に応じて、自分で考えて作ることができないでしょう。歯の形や歯並びなどの形態学を学ぶことを優先し、その理屈が後回しになっている所が多いのです。

物理化学的な理工学は純粋な科学ですから良いのですが、歯科技工士が作る技工物は人間が使うものです。そこに人間が入ってくるとちょっと複雑になる。技工物は人工のもので、天然のものではありません。どんなに機能的であっても、理屈上正しくとも、使う人間がいるということはそこに使いやすさや違和感のあるなし、見栄えの良し悪しが出てきます。

そんなことを学べるのは診療室と技工室が隣り合わせにあり、いつでも患者さんの意見や希望を聞く環境にある場合だけです。これを反対側から見れば、良い歯科技工士が自院にいる歯科医院が良い歯科医院であるとも言えるでしょう。

第7章　今までなおざりになっていた歯科医療

歯科における救急医療

これまで述べたように、歯科界には一人で開業している開業医と、大学病院しかありませんので、各地域における救急医療をまかなう所がありません。「歯科に救急なんてあるのか」などとうそぶく歯医者もいるほどです。しかし、前歯の仮歯が脱落したなんていうのも、その人にとって見れば重大な緊急性のある救急医療です。「今日は日曜日で友達の結婚式なのに、前歯の仮歯がとれた！　なのに歯科医は休みでどうしたら良いのだ」。こんなことはいくらでもあるでしょう。仮歯は次に来た時に歯科医が外すことができるように仮のセメントで付けるものなのです。仮のセメントですから外れることもあるのは当然です。もし、容易に外れないのであれば次回に来院した時に、外そうとしても外れず大変です。その他、歯の痛みや腫れや怪我などは、休みの日であろうとなかろうと何時襲ってくるか分からないものです。

一方、歯科医の立場から言えば、夜であれば、もうお酒を飲んでリラックスしている時かもしれませんし、せっかくの休みを家族と共に楽しく出かけているかも知れません。医者といえども人ですから、全く休みのない生活など、それが一生続くのであれば誰も耐えられないでしょう。家庭崩壊にも繋がりかねません。

このような相矛盾することを解決するには複数の歯科医師がいることが必要となります。複数いると当番で日直、当直ができるからです。医科の大きな病院ではそうしているでしょう。しかし、歯科医はそのほとんどが一人あるいは多くとも二人で開業しているので、このような救急医療には対処できないのです。

札幌では歯科医師会で夜間救急を当番制でやっています。しかし、それも夜の11時までで、その後は朝まで救急に対応できません。日曜日などの休日の昼にも対応できません。他の都市でも同じようなものでしょう。しかも、普通の歯科医がやっていますから、大きな外傷などには対応ができません。そんな時には大学病院に送るのですが、札幌だから大学に送ることが可能でも、大学病院がない地方もあります。

救急医療では、「旅行中に歯が痛くなったのですが日曜日の夜でどこもやっていなくて、電話帳で調べてようやく貴院を探し当て、治療してもらいました。本当に助かりました」とのお手紙は何通も届いています。

またこんなこともありました。夜10時過ぎまで会議をしていて、さあ帰るかと思って帰り支度をしていたところ、救急隊がどやどやと入ってきました。何事かと思っていると、近くの駅で突然気を失って倒れ、階段の角に顎を打ちつけ、下顎骨が数ヶ所で骨折した患者さんでした。会議の直後でしたので、ちょうど歯科麻酔医は何人もいましたし、口腔外科医もいましたので早速緊急手術に入りました。とりあえずは骨折部や、歯列をワイヤーで固定し、次の日に口腔外科の専門医に送りました。救急隊は「歯科関係の救急医療は今までどこに送ったらよいのか困っていたので助かりました」と言っていました。

一方で、残念なことに世の中には人の親切を「無《む》」にする人がいます。よくあるのが札幌の歓楽街である薄野《すすきの》で酒を飲んでいて歯が痛くなったり、「親知らず」が痛くなったり、挙句の果てには喧嘩して歯が折れたり、骨折をしたりという患者さんが来ます。救急車で来る人もいればタクシーで来る人もいて様々ですが、一様に健康保険証を持ち合わせていないのです。酒を飲みに行くのに保険証を持って行く人は確かにあまりいないでしょうが、お金も持っていないのです。保険証がなければ保険診療はできませんので、保険証を持ってくるまで「保険外診療」としてお金を預かることになっているのですが、そのお金を持っていないと主張する人がいるのです。このような人は概して、救急診療後にも保険証はおろかお金も持って来ない人です。言ってしまえば、治療費の踏み倒しです。

こんなことからも日本人のモラルの低下を窺い知ることができます。保険証を持って来なければ保険請求できません。まさかお金を持っているかどうかを確認してから治療をする訳にもいかないでしょう。「お金も保険証もなければ治療しません」とは言えません。当然後で持ってくるものと信じて治療するしかないのです。

市立札幌病院における歯科医師の救急救命研修問題

市立札幌病院における歯科医師の救急救命研修問題とは、平成13年、市立札幌病院が誇る救急救命センターで歯科医師に対し、医師と同じようなプログラムで救急救命の研修を行ったとして同センターの松原泉部長が告訴された事件です。なお同センターは救命率が全国トップクラスで、全国平均の約5倍の救命率を誇っている所でもあります。裁判の結果、一審では部長の松原泉先生は6万円の罰金刑の判決を受け、研修をしていた3人の歯科医師は起訴猶予となりました。

松原先生はこの判決を不服とし「例え軽微な刑だろうと、この判決を受け入れると、全国的に歯科医師の救急救命研修ができなくなる」と、即座に控訴しました。

その後、日本歯科麻酔学会、あるいは日本口腔外科学会から歯科医師の医科における研修に関するガイドラインなども出されました。平成20年3月には札幌高裁で控訴審の判決が出ました。松原先生の敗訴です。その後、松原先生はどうされたのか私は知りません。

この控訴審の2回目の公判の模様が業界紙に出ていましたので、ご紹介します。

（2007年3月15日　全国保険医新聞　第2371号）

「歯科医師の救急救命研修に関するガイドラインは出たが、そのガイドラインには気管内挿管の実施は許容されているが、抜管は記載されていないので許容されない」と厚労省は札幌高裁に回答した。

気管内挿管とは呼吸停止に陥った患者の気管内に人口呼吸用のチューブを挿入することです。気管内挿管は救急救命処置の初期の段階で行う最も難しい技術です。これに比べるとチューブを抜く抜管操作は高度な医学的判断を求められるものの技術的にはずっと簡単です。ですから、挿管ができるなら抜管については特に記載する必要性が低いのでガイドラインにも書いていないのでしょう。よって、この回答は道理に合わず、無理なこじつけと言わざるを得ません。

人の命にはあまり関わりがないと思われている歯科医療業界でも、歯科治療の過程において、しばしば命を落とす事例が報告されています。そのような緊急事態に対して一般の歯科医師は充分な訓練を受けていないのが実情です。基本的に健常者を診ることを前提に教育されているからです。しかし、現在の、また今後の超高齢社会では歯科医師に対する救急救命訓練は絶対的に必要です。

健康な子供であってもアナフィラキシー（急激なアレルギー反応）で命を落とす事例があります。そのような患者さんに対して歯科医師が十分な救急救命処置の訓練を受けていたならば、不幸にして命を落とすことはなかったはずです。適切な医療機関に搬送する僅かな間に、適切な救急救命処置を施すことがその患者さんの命を救うことになるのです。本格的な救急救命処置までの間、何の訓練も受けていない歯科医院にいるのでは救命率がずっと低くなります。その訓練の場を、どうして奪おうとするのでしょうか。

「救急救命士法や看護師法（保健師助産師看護師法のこと）には医師の『補助』（診療補助のこと）が明確に記載されているが、歯科医師には同様の規定がなく、ガイドラインに当てはめても違法性が認められる（したがって歯科医師が医師の『補助』をすることは不当である）」※（　）内は、私が追記した内容です。

これを読んだ時には本当に驚きました。医師法と歯科医師法はその成立過程に鑑みても基本的に同じスタンスで書かれており、「医師」が「歯科医師」に置き換わった法文となっています。もちろん医師は歯科医師に比べずっと広い領域をカバーしていますので、その規定は広範囲に渡りますが、しかし、医師と歯科医師とは基本的に同格で書かれていますので、歯科医師が医師の「診療の補助」をするなどと書いていないのは当たり前なのです。

「口腔外科などの手術で全身麻酔を必要とする場合には歯科医師ではなく医師が行うべきである」

外科の医師でもどの科の医師でも、麻酔の専門教育を受けることなく全身麻酔はかけられません。そのことは市立札幌病院の松原先生も証言しています。「自分の所に研修に来た医師と歯科医師を比較して、歯科医師が劣っているということは全くなく、むしろその逆であることのほうが多かった」と述べています。また、こうも述べています。「医師の中には救急救命の研修に不適格で、お引取り願った者も1人や2人ではない。これに対し、私の所で研修をした歯科医師はみな優秀で、立派に救急救命の研修を終えた」。

実際、日之出歯科診療所の歯科医師が日本歯科麻酔学会認定医になるために行った研修は、その半分以上は医科で行いました。「歯科医師の医科麻酔科研修のガイドライン」では医科で研修することが認められています。検察・裁判官の言うことに矛盾を感じませんか。

有罪になった根拠は医師法17条の「医師でなければ、医業をなしてはならない」です。歯科医師法17条には同じように「歯科医師でなければ、歯科医業をなしてはならない」とあります。研修は医業なのでしょうか。医業とは医療を行うことによって業をなす、つまり医術を使ってお金を貰い、生業《なりわい》とするということです。この17条は本来、偽《にせ》医師や偽歯科医師を排除するための法文です。研修を受けた歯科医師が「医師」として医業を行う訳はありません。そんなことをしたら医師法違反で捕まってしまいます。救急救命の研修を受けただけで医師として業を営むことなど不可能なことです。ただ、もしもの時の救急医療のための研修を行っているだけです。

歯科では救急救命センターのように頻繁に命に関わることが起きる訳ではありませんので、歯科の医療機関では実際に救急救命医療をする機会は少ないのです。歯科治療時においてリスクの高い人はまず病気を医科で治してから歯科を受診するようにさせているからです。しかし、「万が一」の時はあるのです。病気のあるなしに関わらず、脳貧血を起こして倒れる人もいますし、過換気症候群で痙攣して倒れる人もいます。局所麻酔によりショック状態になる人もいます。痛みだけでもショックを起こします。このような人は大抵痛みを何日も我慢していて食べ物を食べていなかったり、痛みで何日もよく眠れなかった人です。

低血糖や、痛み、寝不足では容易にショック状態になります。大抵は酸素投与などで回復しますが、酷いと血圧が低下し、本当のショック状態になります。早めに手当てしなければなりませんし、何よりもアナフィラキシーとその他の重篤な状態との鑑別診断が重要です。歯科医師であればこのような経験は誰でも1度や2度はあるはずです。それがたまたま重篤に至らなかっただけでしょう。中には患者さんが死亡し、裁判になった事例は新聞でも見かけます。

ですから歯科医師の教育や研修は変わらなければならないのです。

この問題は医師と歯科医師の領域および資格に関する歴史上の問題が絡んでいます。現在の医師法、歯科医師法は明治39年に制定された医師法、歯科医師法の延長線上にある概念です。

歯科医師に救急救命研修は必要がないのか

私は大学卒業とほぼ同時に結婚しました。私の結婚式の前日の夜に母親の歯が痛くなりました。私は大学出たてですから大して治療も診断もできませんので、結婚式出席のために遠くから来ていただいた1年上の先輩に治療をしてもらうため、炭鉱病院の歯科診療室を借りることになりました（私は北海道の炭鉱の出身です）。

道具がどこにあるのかもよく分からない中、治療をしようとして麻酔を打っても麻酔が効きません。痛みが酷く炎症があると麻酔は効きにくいものなのです。そのうち母は顔面蒼白になり、小刻みに痙攣し始めました。冷や汗もかいています。父は元衛生兵でしたのでその状態を見て、夜分ではありましたが、すぐに内科のお医者さんを呼んで、ブドウ糖の点滴をしてもらいました。父はその炭鉱病院に勤めていたのです。

因みに母は当時も看護師として別の病院で働いていました。母は私の結婚式のために看護師として働きながら、何日も準備に忙殺されていました。さらに、結婚式前日ということでたくさんの親戚が我家に集まり、その食事の仕度も忙しく（私は本家の長男で、親戚が多い）ろくに寝ずに、また食事もよく取らずに働いていたのです。そのため前から痛んでいた歯が急性化して激しく痛くなり、痛みと疲労のところに麻酔をしたものだからショックを起こしたのです。ブドウ糖点滴の中に何の薬を入れたかは知りませんが（おそらく何も入れなかったのではないかと思います）、点滴中に寝てしまいました。寝て起きると痛みも止まってしまったようです。疲労、低血糖、寝不足、痛みがショックを起こしやすいという典型的な例です。

もうひとつの例をお話ししましょう。これは日之出歯科診療所で起きたことです。50代男性の患者さんです。治療イスに座って義歯の型を取る準備を待っていた時です。まだ治療はしていません。突然倒れて意識がなくなりました。そしてイビキをかき始めたのです。日之出歯科診療所には多くの歯科麻酔医がいますので、すぐにこれは心臓の疾患ではなく脳血管の病気だと判断し、すぐに救急車を呼んで脳外科に運ぶようにと救急隊員にお話をし、一命を取り留めました。脳内出血だったそうです。

後ほど患者さんが奥さんと共に来院されて「倒れた所が日之出歯科診療所で本当に良かった。他の場所で倒れていたらおそらく助からなかったでしょう。迅速に手配をしていただいたお陰でこのように元気に回復しました。本当にありがとうございました」とおっしゃっていました。

この患者さんを見てすぐに脳血管の病気だと判断したのは、私の後、日之出歯科真駒内診療所の院長をし、その後、医療法人仁友会の理事長の任に就いた者です。彼は歯科麻酔医の認定医試験を全国1番で合格した後、市立札幌病院の救急救命センター（当時は救急部）で最初に研修を受けた者です。人の命を預かる者として、歯科麻酔医としての知識、技術だけではなく是非とも救急医療の現場で研修を受けなければならないとの思いから、自ら進んで研修を受けたのです。

第8章　歯科医療の充実こそ「ぴんぴんころり」の原点

障害者・高齢者の歯科治療

最近になって、大学にも障害者歯科学講座や高齢者歯科学講座などが作られている所もあります。しかし、全ての地方に大学がある訳ではありません。

この超高齢社会の中で安全に歯科治療を行うにはどうしたらいいのでしょう。もうすでに申し述べましたが、様々な障害や病気に対応できる歯科医師教育を行う必要があると考えます。そして全部が全部一人で開業するのではなく、個々の歯科医師の力を結集することも大切だと思います。

高齢者は歯科においても受診率が高いので、高齢者率が25％になると患者さんの半数は高齢者ということになります。当然その中にはリスクの高い人もいます。まず、リスクのあるなしを判断できる歯科医師教育が必要です。そして、リスクの程度によっては他の医科の医師とやり取りしながら最終的には自分の判断でリスクをコントロールしながら治療ができる歯科医師教育が必要なのです。さらに、万が一の時にはいくら訓練をしているベテランの歯科医師といえども気が動転しないとも限りませんので、複数の歯科医師によって然るべく迅速に対処することが肝心です。

超高齢社会、しかも歯がたくさんある高齢者が多い社会は、前述の通り、世界に先駆けて日本が初めて突入しているのです。世界に手本はないと思ったほうがいいでしょう。大学、学会、歯科医師会、歯科行政など歯科界全体が試されているのです。

《摂食・嚥下リハビリ》

摂食・嚥下機能障害あるいは機能低下がある人に対するリハビリテーションは、今後、高齢化が進む中で特に必要な歯科的アプローチです。

高齢者施設等に入所している高齢者の死因として挙げられる肺炎の多くは、誤嚥性肺炎であると言われています。誤嚥性肺炎とは、食べ物が誤って肺に入り肺炎を起こしたり、寝ている時に口腔内の細菌を多量に含む唾液や食べた物が胃から逆流して肺に入ることで起きる肺炎を言います。このような方々は、摂食・嚥下機能が低下しているか障害がある方々です。例えば、脳梗塞や脳出血、くも膜下出血などの脳卒中の後遺症では、手足などの機能障害と共に舌や唇、頬などの運動障害が残ることがあります。この場合には手足の機能回復のためのリハビリをすると共に、舌や唇、頬、首の筋肉のリハビリを行う必要があります。

さらに口の中では、義歯などの補綴物が適切にされているかどうかが機能回復に重要な要素となります。義歯を製作する場合にも機能低下部分を補うような形態に作ることにより、機能回復に大いに役立ちます。さらにかみ合わせは非常に重要で、義歯に限らず、かみ合わせを正確に調整することは摂食・嚥下機能回復にはとても大切なことです。かみ合わせの適切な調整や、適合の良い義歯なしにはリハビリを繰り返しても十分な効果が得られないことも多いのです。

健康な人であれば口腔周囲の調整機構や柔軟性、あるいは適応能力といったもので、不具合な義歯でも何とか適応していたものが、一旦病気になるとそういった適応能力が著しく低下し、機能回復を妨げる要因になりかねません。そこで、摂食・嚥下機能障害、機能低下に対するリハビリテーションには歯科医師の活躍の場が大いに出てくるのです。もちろん摂食・嚥下機能障害には脳幹などの神経機能が大きく損傷している場合もあり、末梢の器官のリハビリだけでは回復しないこともありますが、末梢の器官である口腔内の形態不全（歯が欠損していることやかみ合わせの不全）が機能回復の遅延原因になっていることもあるのです。例えば、上下の歯の間に何か物を挟み、かみ合わせを高くして唾液を飲み込んでみてください。飲み込むことが困難であることが分かるでしょう。

さらに、麻痺のために食べ物が咽頭から鼻腔に入ってしまう場合には、鼻腔に入らないように軟口蓋の機能を補うような形態の義歯を作り、使用することによって著しい効果が出ます。

《歯科口腔ケア》

現在、介護保険の分野で、介護予防の中に歯科口腔ケアが入っています。先にお話ししたように、高齢者の死亡原因となる誤嚥性肺炎を予防するため、また、介護が必要とならないように予防するためには、口の中を清潔に保つことが重要だとして、国は介護予防の一つに組み入れました。

ただ残念なことに、国民にも、介護を担当する人たちにも、歯科医師にも歯科衛生士にも歯科口腔ケアとは何をするものか、どうするべきか、なぜするべきなのかが浸透していません。そのため国家的レベルでは実際にその効果を示すことができないのが実情です。

しかしながら、熱心に歯科口腔ケアを実践している高齢者施設では明らかに肺炎が減少し、誤嚥性肺炎で亡くなる高齢者が少なくなっています。（図9）

厚生労働省は、「歯磨きは医療ではない」という見解を出しました。しかし、超高齢社会の中では自分で歯磨きができなくなった高齢者の歯磨きは誰かがやらなくてはなりません。人間死ぬ直前まで食べなくてはならないからです。明日死ぬといえども今日は食べなくてはなりません。年を取って病気になったからと言っても、食べなければ死んでしまいます。食べたなら口腔内をきれいにしなければ細菌が繁殖します。

さらに胃瘻（胃に穴を開け、食べ物を直接胃に送り込む術式）では口から食べ物を食べないので、歯磨きをしなくても良いのかと思うのはとんでもない間違いで、途轍《とてつ》もない口臭というか悪臭に悩まされます。

もし歯科関係者でない者が、他人の歯磨きをするとしたら（歯磨きは医療ではないので誰がしてもよい）とても難しいことになります。自分の歯でさえよく磨ける人は少ないのに、まして他人の歯となると非常に困難です。素人でも本当によく磨けるのなら、歯が悪くて苦労する人が世の中にこんなに多くいるはずがありません。

図9　期間中の肺炎発症率

全国 11 ヵ所の特別養護老人ホーム入所者 366 名 口腔ケア群：184 名（平均年齢 82.0 歳） 対照群：182 名（平均年齢 82.1 歳） 口腔ケア：「施設介護者もしくは看護婦による毎食後の歯磨きと 1%ポピドンヨードによる含嗽、さらには週 1 回の歯科医師もしくは歯科衛生士による専門的、機械的な口腔清掃」

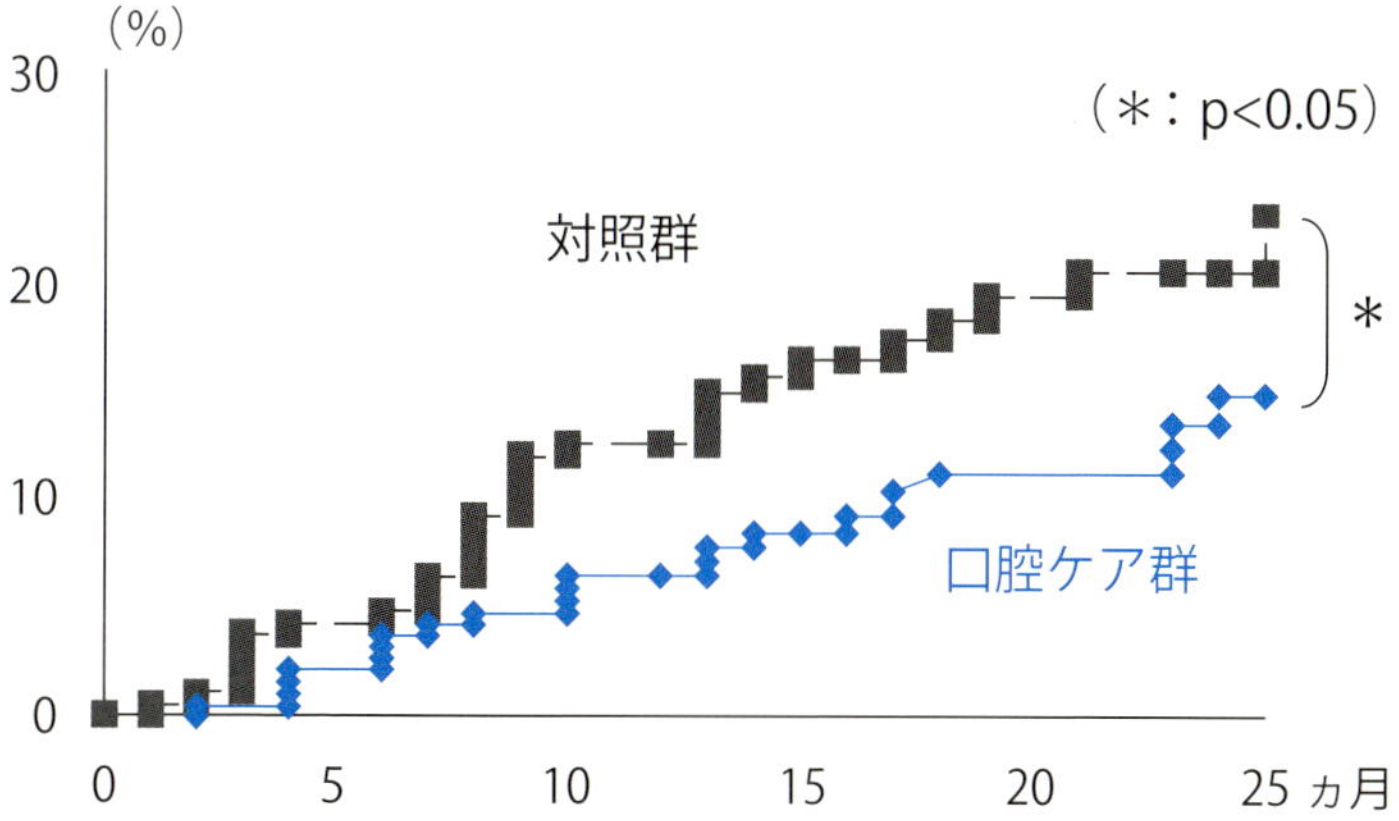

期間が長くなるにつれ、口腔ケア群と対照群の
発症率の差が大きくなっていた（p<0.05）

米山武義ら，要介護高齢者に対する口腔衛生の誤嚥性肺炎予防効果に関する研究：日本歯科医学会誌 2001

国民を救う歯科医療

今まで述べたように、生命維持の源である「食」、食べるということは、それこそ人間が生きる上で最も重要なことです。正しい食事をよく噛んで食べることが元気で長生きをする基本です。

しかし、残念なことに多くの人が年を取るにしたがって歯の本数が減り、人工臓器である義歯などで代用しているのが現実です。どんなに良くできた義歯でも、本来の天然の自分の歯とは比べ物にならないくらい機能的には劣っています。また歯が欠損するとさらなる欠損の原因ともなりやすく、加速度的に歯の欠損が増加することにもなりかねません。その点からも歯を失うことのないように、たとえ失うことになってもそれ以上の欠損を生じないように、早期に適切な治療を受けることが大切です。

現在の日本では勤労者が定年前に歯科医療を受ける機会が非常に少ないのが現実です。検診あるいは治療を受ける機会が少ない結果、より悪化させ重症化させるという負のスパイラルに陥っていることが多いのです。

図１０　主病名別 8020 達成者非達成者別
レセプトあたり平均診療点数比較（5 月単月調査）／兵庫県歯科医師会

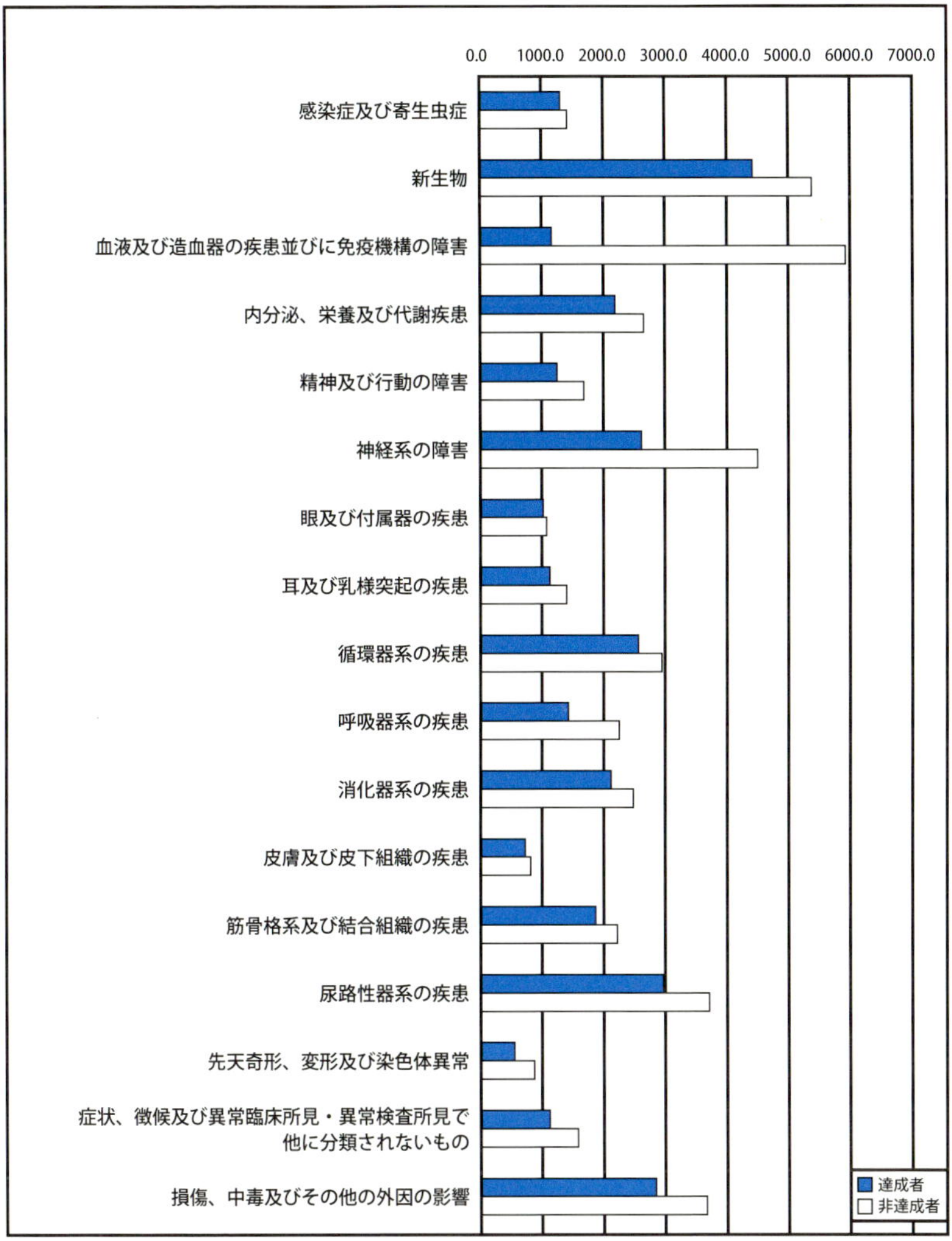

8020 達成者と非達成者の医療費の比較。特に、「血液及び造血器の疾患並びに免疫機構の障害」や「神経系の障害」で大きな差がある。

歯の本数が少ないことが様々な病気を引き起こす遠因となり、医科の治療費が高くなることは兵庫県歯科医師会で行った調査や、その後の幾つかの県で行った調査で証明されています。図10は、兵庫県歯科医師会で行った調査結果を示したものです。８０２０達成者と非達成者との間で、医科で掛かった医療費を比較したものであります。この結果は、非達成者に比べて20％も医療費が掛からなかったことを示していあるということ、あるいは、自分の歯がたくさん残っている高齢者はあまり病気もせず元気であるということ、あるいは、元気な高齢者は歯が多いということを示しています。特に、「血液及び造血器の疾患並びに免疫機構の障害」や、「神経系の障害」では８０２０達成者と非達成者の間では著しい差があることが分かります。

その後、北海道や他の各県でも、同じような調査が行われましたが、全ての調査で、見事なくらい歯牙が残っている数と医療費との相関関係が証明されています。

図11は、比較的新しいデータです。日本歯科総合研究機構によるＮＤＢの分析結果（約１５６万件のレセプト突き合わせによる）であり、８０２０ではないですが、歯の数が多いほど医科医療費が低いことを示しています。

図１１　歯の数と一ヶ月当たり医療費

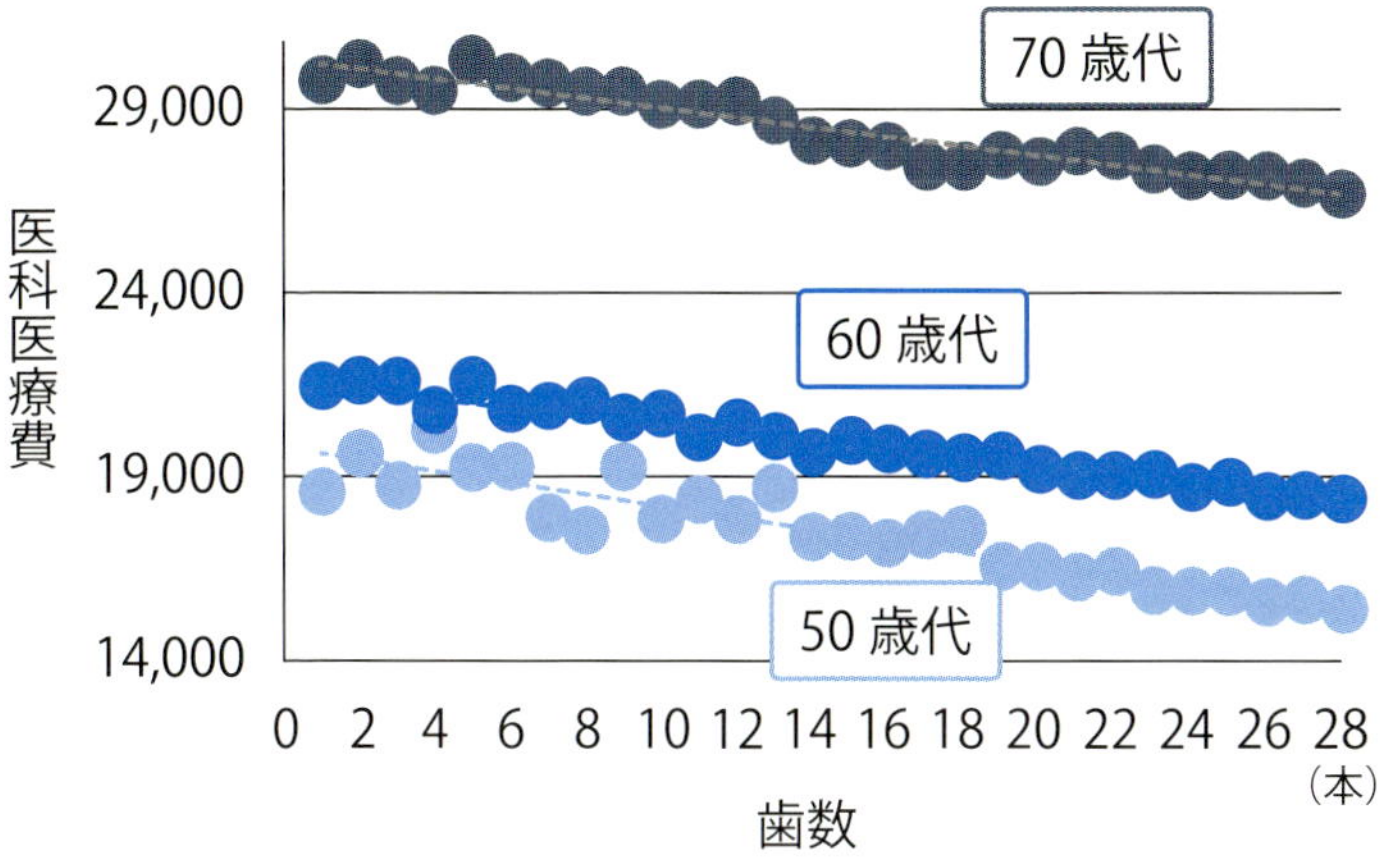

Health Science and Health Care 2017; 17(1):36-37

図１２　歯数・義歯使用の有無と認知症との関係

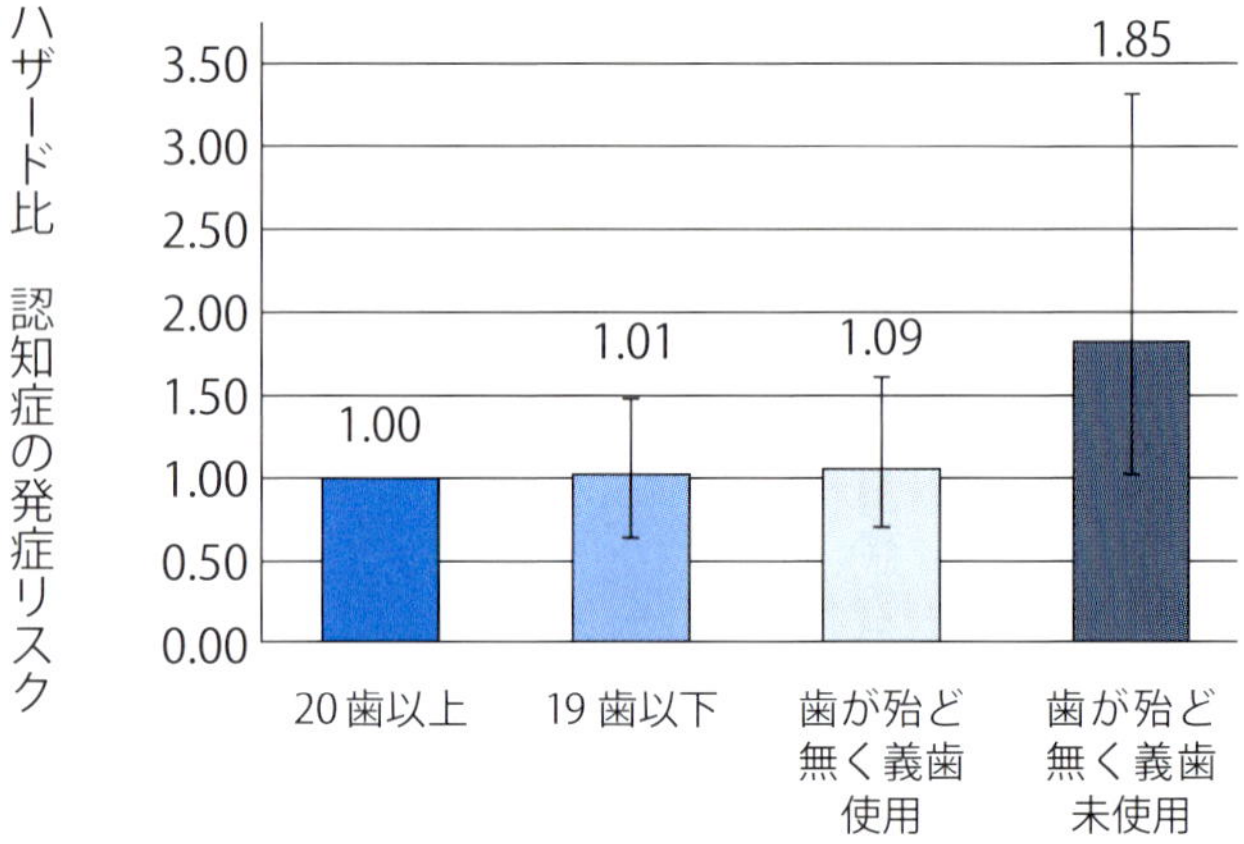

Yamamoto et al., Psychosomatic Medicine, 2012

また、歯の数や義歯の使用状況と認知症との因果関係が統計学的に証明されています。図12は、65歳以上の健常者４４２５名を対象に、４年間、認知症の認定状況を追跡したものです。年齢や疾患の有無、生活習慣等に関わらず（年齢、所得、ＢＭＩ、治療中疾患、飲酒、運動、物忘れの自覚の有無も調査済み）、歯がほとんどなく義歯を使用していない人は、歯が20本以上ある人と比較して、認知症発症リスクが高くなることを示しています。例え義歯であっても、少なくとも自分の口で物をしっかり食べられることが、医療費が掛からない健康な体を維持し、認知症にもなり難い結果となっています。

このように考えると、少なくとも定年後の60歳からは歯科治療に足を運ぶように政策的に誘導することは国民の健康維持のためにも、そして無駄な医療費を削減するためにも重要なことと思えます。

歯科受診を政策的に誘導するとは、一番の早道は健康保険の一部負担金を下げることです。この際、医療費と歯科医療費とは別立てで一部負担金を設定してはどうかと思います。

もうひとつ、国民の健康寿命を向上し、効率よく健康保険料、介護保険料および税金を使用するためには、40歳から年一回の歯科検診を義務付けるよう「歯科保険法」として法制化することです。これまで縷々《るる》申し上げたように、複雑な歯科界の構造的な問題があります。しかし、どこから手を付けたらいいのかという問題に関しては、40歳からの歯科検診を毎年義務付ける「歯科保険法」の法制化以外に急速な高齢化に対応できる迅速、かつ効率的な方策はないと思います。財源は「歯科保険法」により歯科検診を法制化することで減少する老人医療費から十分に得ることができ、おつりが来ると思います。

その上で、60歳からの歯科医療費の一部負担金を下げることで政策的に歯科受診を促進し、結果として国民の健康寿命を延ばし、無駄な医療費を抑制し、多くの国民が「ぴんぴんころり」になるような世界を実現したいものです。

歯科と医科とは学問的にも政策的にも異なった道を歩んでいる現実があるため、医療と歯科医療との密接な関係は科学的に分析できない状況にあります。しかしながら、極めて実験的ではありますが40歳からの歯科検診の義務化、60歳からの歯科治療に対する一部負担金の軽減こそが、結果として日本の医療経済を救うことになり、これこそ「歯科医療」が国民を救うことになると考えるものであります。

おわりに

ここまで縷々《るる》述べましたが、歯科医療は、ムシ歯の歯をただ削って、そこに詰め物をしたり、抜歯後に義歯やブリッジをしたりする職人的な仕事ではありません。もっと奥深いものだということを、本書を通して少しでも多くの方に伝えることができれば幸いです。

また、これからの歯科医療の担い手である若い歯科医師の方々には、決して底が浅いものではない歯科医療に誇りを持ち、鍛錬を積み重ね、ぜひ深いところまで到達していただきたいと思います。

歯科医師としての私を成長させてくれた鍛錬の場は、日之出歯科診療所であり、日之出歯科真駒内診療所でした。特に、日之出歯科真駒内診療所は、私が本書で何度も述べた考えに基づき、入院施設を備えた有床歯科診療所として設立されました。入院施設を持つことにより歯科治療の選択肢が大幅に向上し、その結果、新しい歯科医療観を明確にしてくれたと思っています。

各地域における歯科医院が有床化（入院可能な設備を持つこと）をするお手伝いをしている団体があります。「日本有床歯科施設協議会」です。

日之出歯科真駒内診療所を開設した頃、全国各地に少数ながら有床歯科施設がありましたが、それぞれが孤立して充分な情報交換が行われていない状況でした。医療制度の変化に追いついていくためにも、有床歯科施設の交流の需要が高まっていた平成9年、同じ志を持った先生方と共に設立したのが日本有床歯科施設協議会です。

この団体は、歯科も入院設備を持ち、歯科医療の持てる力をさらに深化し、より社会に貢献できるようにしようという歯科医師の集まりでもあります。現在は、医療法上の入院施設を有している会員だけでなく、入院施設は持たずとも本会に賛同された会員の方も多く所属しておられます。

医科の有床診療所は政府の政策上、徐々に減少していますが、医科に遅れること50年の歯科界では、超高齢化の進む中、むしろ今になって有床化が必要になっていると思います。有床化を志そうと思われる歯科医師の方々には、ぜひ日本有床歯科施設協議会に参加していただきたいと思います。

最後に、日之出歯科診療所、日之出歯科真駒内診療所、日本有床歯科施設協議会、

北海道歯科衛生士専門学校をはじめとした、これまで関わった数多くの歯科医師、歯科衛生士、スタッフ、看護職、そして患者さんに、心から感謝を申し上げて筆を置きます。

命を救う歯科医療

2019年2月15日　第1版第1刷発行
2019年5月 8 日　第1版第2刷発行

著　者　工藤 憲生
発行者　辻 啓延
発行所　メディア株式会社

〒113-0033　東京都文京区本郷3-26-6　NREG本郷三丁目ビル8F
Tel　03-5684-2510(代)
Fax 03-5684-2516
http://www.media-inc.co.jp/

印刷所　株式会社エーヴィスシステムズ

ISBN 978-4-89581-025-8 C1047